D1727518

Dieter Stockburger

Ozon-Therapie

Dieter Stockburger

Ozon-Therapie

Grundlagen und Technik der Ozonbehandlung

Foitzick Verlag München

Wichtiger Hinweis: Der Autor hat große Sorgfalt auf die (therapeutischen) Angaben, insbesondere Konzentrationen, Dosierungen, Indikationen und Warnhinweise, verwendet. Dennoch entbindet dies den Anwender dieses Werkes nicht von der eigenen Verantwortung.

Die Deutsche Bibliothek – CIP-Einheitsaufnahme

Stockburger, Dieter:
Ozon-Therapie : Grundlagen und Technik der Ozonbehandlung / Dieter Stockburger. – München : Foitzick, 2002
   ISBN 3-929338-14-9

© 2002 Klaus Foitzick Verlag, München
Planung: Andreas Beutel, München
Lektorat: Dr. Inge Hohl, München
Layout und Satz: paper-back gbr, München
Umschlagkonzept: paper-back gbr, München
Druck und Bindung: WB-Druck GmbH & Co. Buchproduktions KG, Im Tal 14–16, D-87669 Rieden am Forggensee

ISBN 3-929338-14-9
8. Auflage 2002 Foitzick Verlag, München
1.-7. Auflage Verlag Karin Stockburger, Böblingen

Inhaltsverzeichnis

Geleitwort. 9

Vorwort 11

Einführung. 13
   Was ist Ozon?. 13
   Geschichte der medizinischen Ozonanwendung 13
   Eigenschaften und Anwendungen 15
      Industrielle Anwendung 15
      Medizinische Anwendung. 15
   Biochemische Aspekte 18
   Pharmakologie und Toxikologie. 18
      Bakterizide, viruzide und fungizide Wirkung 21
      Metabolische und physiologische Wirkungen 23

Apparative Voraussetzungen. 25
   Herstellung von Ozon. 25
   Kennwerte 31
   Messung der Ozonkonzentration 32

Gesetzliche Regelungen 33
   Das Medizinproduktegesetz (MPG). 33
      CE-Kennzeichnung (MPG §9) 34
   Medizinprodukte-Betreiberverordnung (MPBetreibV) 35
      Abschnitt 1 Anwendungsbereich und allgemeine Vorschriften. . . 35
      Abschnitt 2 Spezielle Vorschriften für aktive Medizinprodukte . . 37
   Das EMV-Gesetz (EMVG) 41

Allgemeines zur Ozontherapie 43
   Wichtige Hinweise zum Arbeiten mit Ozon. 43
      Umgang mit Sauerstoff im medizinischen Bereich 45

Eigenschaften des Sauerstoffs.   46
Umgang mit Sauerstoffgeräten.   47
Ozonzerfall in Glasspritzen   48
Antikoagulation   50
  Dosierungsempfehlung zur Antikoagulation.   50
  Zusammenfassung – Gerinnungshemmung für die Ozontherapie   53
  Calcium-Heparin und dessen Bedeutung in der Ozontherapie . .   53
Verbesserung der Sauerstoffaufnahme durch Medikamente   55
  Pangamsäure.   55
  Magnesium   56
Kombination der Ozontherapie mit der Sauerstoffinhalation.   57

Behandlungstechniken.   61
  Hautdesinfektion vor Venenpunktionen, i.m.-, s.c.-
  und i.c.-Injektionen   61
  Die Große Ozon-Eigenblutbehandlung (GEB).   62
    Technik   64
    Arbeitsweise.   65
    Verwendung von Glasspritzen bei der GEB   67
  Die hyperbare Ozontherapie   68
    Prinzip und Verwendung der Geräte   68
    Technik   68
  Die intramuskuläre Ozoninjektion.   70
    Technik   71
  Die intraartikuläre Ozoninjektion   71
    Infektionsprävention.   72
  Die Kleine Ozon-Eigenblutbehandlung (KEB) nach Windstosser . .   73
    Technik   75
  Die intraarterielle Ozoninjektion   77
    Technik   78
    Die verbesserte Form nach Dr. Kief.   79
  Wichtige Punkte bei der intrafemoralen Ozoninjektion.   80
  Die intrakutane Ozoninjektion   84
  Die subkutane Ozontherapie.   84
    Durchblutungsstörungen.   85
    Ateminsuffizienz.   87
    Überanstrengung und Erschöpfung   87
  Die subkutane Ozontherapie in Verbindung mit der Akupunktur . .   88
  Die Extremitätenbegasung mit Ozon.   90

Indikationen.   90
Konzentrationen.   91
Fistelbegasung   92
Die Unterdruckbegasung nach Werkmeister.   92
Technik   94
Kontraindikationen und mögliche Komplikationen   94
Die rektale Begasung mit Ozon.   95
Indikation   96
Durchführung   96
Dosierung und Therapiebeispiele.   97
Immunmodulierende Wirkung   98
Kombination mit Probiotika.   99
Fazit.   99
Die intravenöse Ozoninjektion   100
Ozonisiertes Wasser.   101
Medizinische Anwendung.   101
Wie viel Ozon kann man im Wasser lösen?   103
Indikationen.   104
Herstellung   104
Ozonisiertes Olivenöl   105
Indikationen.   107
Herstellung   107

Anwendungsgebiete der Ozontherapie   109
Durchblutungsstörungen.   109
Die arterielle Verschlusskrankheit   110
Venenerkrankungen   115
Erkrankungen der Leber   117
Die Übertragung der verschiedenen Hepatitiden   119
AIDS.   123
Wirkung von Ozon auf HIV in experimentell infiziertem
menschlichem Blut.   124
Therapie der AIDS-Erkrankung mit der Ozontherapie.   124
Rheumatische Erkrankungen.   125
Sudeck-Syndrom   127
Hauterkrankungen   131
Ozon in der Chirurgie.   131
Ozontherapie in der zahnärztlichen Chirurgie   132
Ozon als zusätzliche Möglichkeit in der Krebstherapie   133

Mikrobiologische Therapie 134
Zusammenfassung 137
Schmerzbehandlung 138
Die hyperbare Ozontherapie im Leistungssport 139
Übersicht zu Indikationen und Konzentrationen 140

Kontraindikationen und Komplikationen 147
Kontraindikationen 147
„Ozon"-Kontraindikationen 147
„Eigenblut"-Kontraindikation 148
„Infusions"-Kontraindikationen 149
Zwischenfälle und Komplikationen 149
Zusammenfassung der Studienergebnisse 156
Erste Maßnahmen bei Notfällen in der Praxis 156

Anhang 159
Adressen 159
Seminare 159
Hersteller 160
Literaturverzeichnis 161
Abkürzungsverzeichnis 164
Abbildungsverzeichnis 165
Tabellenverzeichnis 166
Stichwortverzeichnis 167

Geleitwort

Sauerstoff ist Leben,
was Sauerstoff nicht kann vermag Ozon!

In den letzten Jahren haben sich in der alternativen Medizin Sauerstoff-Therapie-Varianten fest etabliert. Neben der Ozontherapie sind die Sauerstoff-Mehrschritt-Therapie und die HOT wohl am bekanntesten. Aber auch die Singulett-Sauerstoff-Therapie und die Oxyvenierung nach Dr. Regelsberger nutzen als primäre Wirksubstanz Sauerstoff und beanspruchen weitgehend übereinstimmende Indikationsgebiete. Warum aber konnte sich die Ozontherapie so konsequent durchsetzen, dass sich inzwischen regelmäßig mehr als 15 000 Anwender dieser ausgezeichneten Methode bedienen?

Den Fortschritten in der Medizin, insbesondere der Medizintechnik, ist es zu verdanken, dass die Lebenserwartung kontinuierlich steigt. Für viele spezielle, bedrohliche Krankheitszustände finden Wissenschaftler zielgenaue Verfahrenstechniken, um die Vitalfunktionen zu erhalten. Auch krankheitstypische Komplikationen können immer besser beherrscht oder durch „Ersatzteil-Versorgung" kompensiert werden. Vernachlässigt wird dabei jedoch die Lebensqualität des ganzen Menschen, die im Wesentlichen von der geistigen, körperlichen und seelischen Gesamtheit bestimmt wird. Das Dilemma der Schulmedizin, präziser der Kassenmedizin, ist hierbei, dass die vorhandenen Mittel (= Beitragsaufkommen) bereits bei den Grundversorgungen und technisch ebenfalls immer aufwendigeren Diagnoseverfahren nahezu ausgeschöpft werden. So wird nach dem alten Sprichwort: „Den letzten beißen die Hunde" im Bereich Alten- und Krankenpflege zwar verwaltet und gepflegt, für die Prävention jedoch fehlen Zeit und Geld. Vorsorgeuntersuchungen können Risikopatienten und bereits entgleiste Blutdruck-, Fett- und Glukosestoffwechselentgleisungen detektieren. Die präventiven Maßnahmen kommen über das Stadium der Diagnostik häufig jedoch kaum hinaus. Die Medien weisen nahezu täglich auf die unerfreuliche Situation hin und berichten entweder von der Rebellion der Kassenärzte gegen Budgetierung oder von der Krankenkassenfinanznot mit drohenden Beitragserhöhungen.

Mit dem Ziel, dem alternden Menschen mehr Lebensqualität (gesundheit-
lich) zu bieten, sorgen naturheilkundlich orientierte Therapeuten für einen
Boom der Alternativen Medizin. Im Soge dieser Entwicklung ist es nicht ver-
wunderlich, dass gerade Heilverfahren Akzeptanz finden, die vom Wirkprin-
zip gut nachvollziehbar und in der Praxis sicher zu integrieren sind. Hier
zeichnet sich vor allem die Ozontherapie aus. In den vergangenen 25 Jahren
hat sich neben einer ansehnlichen Literatur (Fachbücher, regelmäßige Be-
richterstattung in Fachzeitschriften) eine so effektive Qualitätssicherung entwickelt, dass die Ozontherapie von verantwortungsbewussten Therapeuten
nicht nur aufgrund der positiven Berichte angenommen wird. Die Reprodu-
zierbarkeit durch exakt arbeitende, nach dem modernen Medizinproduktegesetz zugelassene Apparate und das erforderliche Einwegmaterial stehen ausreichend zur Verfügung. Die Aus- und Fortbildungsmöglichkeiten sind ebenfalls
qualitativ auf einem sehr hohen Niveau und werden dem Neueinsteiger gerade von den Heilpraktikerberufsverbänden verbindlich vorgeschrieben. So
trägt nun auch dieses Buch zur Qualitätssicherung der Ozontherapie bei. Es
wird dem Leser auffallen, dass nicht alles in Rosarot gefärbt dargestellt wird.
Auch die Fehler der Vergangenheit und die damit immer noch angelasteten
Risiken werden gut herausgearbeitet. Dem aufmerksamen Leser wird deutlich
gemacht, dass die Ozontherapie kein Allheilmittel ist, aber dennoch als viel
versprechender Therapieansatz bei den unterschiedlichsten Formen von
Durchblutungsstörungen geeignet ist, Sauerstoff-Mangel-Zuständen konkret
entgegenzuwirken. Der Informationsgehalt liegt hierbei in einer sachlich richtigen Darstellung der Möglichkeiten und Grenzen. Es werden alle Applika-
tionsformen vorgestellt und die wesentlichsten Techniken mit Dosierungsan-
gaben und Behandlungsschritten gut beschrieben, sodass dieses Buch ebenfalls als Vorbereitung für eine Ausbildung und als Nachschlagewerk gute
Dienste leisten wird.

Gelsenkirchen, im Dezember 2001   *Siegfried Kämper*

Vorwort

1979 erschien die erste Auflage dieses Buches. Damals waren die Unterschiede und Auffassungen zwischen der Schulmedizin und den alternativen Heilmethoden größer als heute.

In immer mehr Arztpraxen werden heute Naturheilverfahren und alternative Medizin täglich angewendet. Lehrstühle für Homöopathie, Akupunktur, Naturheilverfahren sind heute in vielen Universitäten eingerichtet. Hier hat ein Umdenken stattgefunden: weg von der reinen Schulmedizin und hin zu einem gesunden Verhältnis zwischen Schulmedizin und alternativen Heilmethoden.

Die Ozontherapie gehört seit der Begründung dieser Heilmethode zu den umstrittenen alternativen Heilmethoden. Diese Buch soll helfen, sich ein Urteil zu bilden, Vorurteile über die Ozontherapie abzubauen und die Diskussion um das Thema zu versachlichen.

In dem Buch werden vielfach in der Kombination mit der Ozontherapie bewährte Medikamente und Naturheilverfahren genannt. Diese sind als Fußnoten bei den jeweiligen Indikationen vermerkt.

Wenn Sie, verehrter Leser, nach der Lektüre dieses Buches in der Lage sind, sich ein Bild über die Vielfältigkeit der Ozontherapie zu machen, und wenn ich Ihnen dabei helfen kann, in eine für Sie vielleicht neue Therapieform einzusteigen, dann ist das Ziel dieses Buches erreicht. Besonders möchte ich mich bei Herrn Siegfried Kämper, Heilpraktiker und Vorsitzender der HPGO$_3$[1], der mich mit Tipps und Literatur unterstützte, bedanken. Seiner unermüdlichen Arbeit für die HPGO$_3$ sei hier auf diesem Wege gedankt.

Dieter Stockburger

---

[1] Heilpraktiker Gesellschaft für Ozontherapie e.V., Am Stadtgarten 2, 45883 Gelsenkirchen, Tel. 0209-42158, Fax 0209-42546

Einführung

Was ist Ozon?

Ozon, chemisch O_3, ist ein stark riechendes Gas. Es ist eines der stärksten Oxidationsmittel und ein gut wirkendes Bleich- und Entkeimungsmittel, das entsprechend konzentriert eingeatmet hochgiftig wirkt. Das Lungenepithel wird durch eingeatmetes Ozon gereizt und geschädigt.

Ozon entsteht aus Sauerstoff unter Zugabe von Energie

$$3/2\ O_2 + 143\ KJ/mol = O_3.$$

Verschiedene Metalloxyde verwandeln Ozon sofort in Sauerstoff. Ozon liefert beim Zerfall keine schädlichen Zerfallsprodukte, entsprechend der Gleichung $O_3 = O_2 + O$. Es entsteht molekularer Sauerstoff und Sauerstoff in status nascendi, der eine außerordentlich aktive Wirkung entfaltet. Stoffe, die durch gewöhnlichen Sauerstoff nicht verändert werden, unterliegen durch aktiven Sauerstoff der Oxidation (Quecksilber, Öle usw.).

Ozon ist unter normalen Bedingungen ein Gas von charakteristischem Geruch, das noch in einer Verdünnung von 0,000005 % nachweisbar ist.

Geschichte der medizinischen Ozonanwendung

1785 Der Chemiker Martin von Marum nimmt in der Nähe von Elektrisiermaschinen beim Durchschlagen elektrischer Funken einen eigentümlichen schwefelartigen Geruch wahr, den er der „elektrischen Materie" zuschreibt.

1839 Professor Schönbein, in Metzingen geboren, stellt fest, dass durch elektrische Entladung in der Atmosphäre der Luftsauerstoff in ein Gas umgewandelt wird. Er nennt dieses Gas „Ozon", nach dem griechischen Namen „riechen".

1857 Werner von Siemens stellt ein Gerät her, mit dessen Hilfe Ozon erzeugt werden kann. Die nach ihm benannte Röhre arbeitet nach dem Prinzip der stillen elektrischen Entladung.

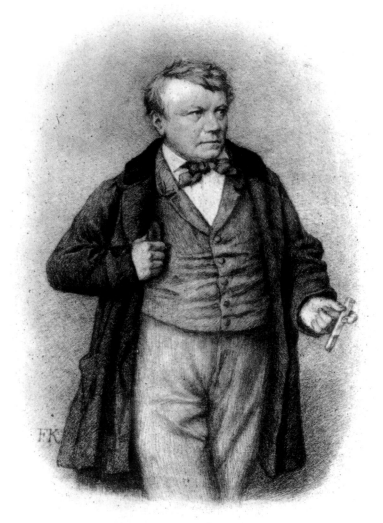

Abb. 1 Prof. Christian Friedrich Schönbein (1799–1868): Entdecker des Ozons

1916/17 Albert Wolff, Arzt in Berlin-Grunewald berichtet – trotz mangelnder Technologie – über erstaunliche Erfolge bei der Ozonbegasung von Fisteln, Wunden und Phlegmonen verwundeter Soldaten des 1. Weltkrieges.

1925 Die Professoren Locarno, Wehrli, Casagrande und Padua führen erste Behandlungen mit Patientenblut durch, das mit UV-Strahlen bestrahlt wurde. Hier entstand der Begriff „Blutwäsche".

1933 Der Züricher Zahnarzt Fisch führt das Ozon in die Zahnheilkunde ein und hat gute Erfolge in der Behandlung infizierter Wundhöhlen, von Parodontose und Entzündungen.

1935 Professor Payr, Chirurg an der Universitätsklinik in Leipzig, schafft durch groß angelegte Arbeiten die klinischen Grundlagen für die Nutzung des Ozons in der Schulmedizin.

1938 Aubourg, chirurgische Akademie Paris, berichtet über Erfolge der Ozontherapie bei der Behandlung von Fisteln und der Ozoninsufflation in Vagina, Uterus, Blase und Nasennebenhöhlen.

1946 Professor Wehrli konstruiert ein Gerät zur Hämatogenen Oxidationstherapie (HOT). Dabei wird Blut des Patienten aus einer Vene entnommen, mit medizinischem Sauerstoff angereichert, UV-bestrahlt und wieder intravenös injiziert.

Eigenschaften und Anwendungen

Industrielle Anwendung

In der industriellen Anwendung wird die hochdesinfizierende, viruzide, bakterizide und fungizide Wirkung des Ozons hauptsächlich zur Wasseraufbereitung in Schwimm- und Thermalbädern sowie zur Reinigung und Aufbereitung von Abwässern genutzt. Durch seine starke Oxidationswirkung lassen sich hochmolekulare Stoffe abbauen. Ozon wird als Bleichmittel in der Textil- und Zellstoffindustrie verwendet.

Medizinische Anwendung

In der Medizin kommen die verschiedensten Eigenschaften des Ozons zum Tragen. Es wird nicht mit reinem Ozon gearbeitet, sondern man verwendet

Ozon-Sauerstoff-Gemische, deren Konzentrationen genau bestimmt werden können.

Bei der parenteralen Anwendung ist Ozon in den, in der Ozontherapie verwendeten Konzentrationen, kein Protoplasmagift und wirkt nicht zellzerstörend. Das therapeutische Ozon-Sauerstoff-Gemisch, hergestellt aus medizinischem Sauerstoff, ist frei von giftigen Stickoxiden. Die Unschädlichkeit der bei der Ozontherapie verwendeten Konzentrationen wurde durch zahlreiche Versuche sichergestellt.

Ozon, als Gas eingeatmet, ist giftig. Moderne Ozongeräte sind deshalb so gebaut, dass kein Ozon in die Raumluft entweichen kann. Überschüssiges oder nicht verwendetes Ozon wird katalytisch in Sauerstoff zurückverwandelt. Die Anwendung in der Praxis erfolgt stets parenteral und nicht über die Atemwege.

Im Blut reagiert das Ozon mit den verschiedensten chemischen Verbindungen, insbesondere mit den ungesättigten Fettsäuren. Den hieraus entstehenden Produkten ist die heilende Wirkung des Ozons unter anderem zuzuschreiben.

Ozon wirkt gefäßerweiternd, außerdem wie bereits erwähnt viruzid, bakterizid und fungizid. Aus diesem Grund kann es zur Therapie banaler Infekte oder anderer Infektionskrankheiten verwendet werden. Zur Behandlung von Infektionskrankheiten hat sich zusätzlich zur Ozontherapie die Medikation mit phytotherapeutischen und homöopathischen Arzneimitteln gut bewährt.

Durch das Ozon wird, wie Wolff bewies, das Fließverhalten des Blutes maßgeblich verändert. Die Verformbarkeit der Erythrozyten wird größer, das Blut dadurch kapillargängiger.

Bei Ozon ist es ähnlich wie bei einigen anderen Heilmitteln. Es ist nicht so, dass große Mengen eines Ozon-Sauerstoff-Gemisches auch eine optimale therapeutische Wirkung besitzen. Hier gilt: Kleine Dosierungen wirken durchblutungsfördernd, große desinfizieren und hemmen. Zur Wundreinigung werden hohe Ozonkonzentrationen verwendet, zur Wundheilung kleine.

Ozon wirkt entzündungshemmend und hat gute Eigenschaften bei entzündlichen Veränderungen des Skeletts sowie bei Erkrankungen des rheumatischen Formenkreises. Ozon bewirkt eine Verbesserung der Zellatmung bei fortgeschrittener Arteriosklerose.

Eine sehr tiefgreifende Wirkung hat die große Ozon-Eigenblutbehandlung auf den Stoffwechsel und auf den Zellkern. Dies könnte die unterstützende Wirkung von Ozon bei Krebserkrankungen erklären. Dadurch kann Ozon möglicherweise erfolgversprechend in der Krebsvorbeugung eingesetzt werden.

Wissenschaftlich ist die Wirkung des Ozons auf den Organismus noch nicht genügend erforscht. Viele Fragen stehen noch offen. Die mit Ozon nachweislich erreichten Heilerfolge sprechen jedoch für sich.

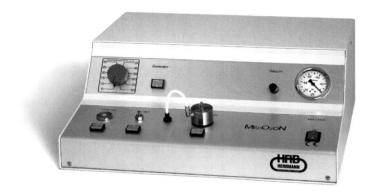

Abb. 2 Ein modernes Ozongerät[2]

Trotz der hervorragenden Erfolge im Ersten Weltkrieg bei der Behandlung des Wundstarrkrampfes (A. Wolff), in den 30er Jahren bei den verschiedensten Darmerkrankungen (Aouburg), in der Chirurgie (Payr) und in der Zahnheilkunde (Fisch) geriet die Ozontherapie aufgrund des Mangels an ozonfesten Materialien nahezu wieder in Vergessenheit. Erst im Zuge moderner Technologie konnte sich die Ozontherapie wieder durchsetzen.

[2]   Medozon, Fa. Herrmann Apparatebau GmbH; Bezugsquelle: MTS Medizintechnik + RABS Naturheilmittel Inh. Birgit Stegmaier, Bergstraße 4, 71120 Grafenau-Döffingen, Tel. 07033-692795, Fax 0703-692796.

Biochemische Aspekte[3]

Der durchblutungsfördernden Wirksamkeit des Ozons, wie sie in Form der intravasalen und intramuskulären Verabreichung zum Ausdruck kommt, liegt eine direkte Beeinflussung des Sauerstoffmetabolismus durch das Ozon-Sauerstoff-Gemisch zugrunde: einmal Peroxidbildung aus ungesättigten Fettsäuren und Beeinflussung der Fließeigenschaften des Blutes, dann Aktivierung des zellulären Enzym-Schutzsystems gegen Peroxide, Sauerstoff und Ozon, ferner Aktivierung des Erythrozyten-Stoffwechsels und Erhöhung an 2,3-Diphosphoglycerat, und schließlich kommt ein direkter Einfluss des Ozons auf die Redox-Funktion der mitochondrialen Atmungskette in Betracht.

Insgesamt erreicht man durch diese Ozoneigenschaften die Reaktivierung eines gestörten Sauerstoffmetabolismus, was sich durch eine Erhöhung des arteriellen Sauerstoffpartialdruckes (pO_2)[4], eine Vergrößerung der arteriovenösen $pO2$-Differenz bemerkbar macht, oder aber durch die Anhebung an desoxygenierenden Substanzen, die eine vermehrte Sauerstoffabgabe an das Gewebe bewirken, oder durch eine gesteigerte Sauerstoffverwertung.

Pharmakologie und Toxikologie

In der Literatur sind über die pharmakologischen Eigenschaften des Ozons widersprechende Angaben gemacht worden.

Ist Ozon ein Protoplasmagift[5] oder nicht? In einer Konzentration von durchschnittlich 0,0025 µg findet sich O_3 ständig in der Luft. Das Problem des Ozon-Smogs in den Großstädten der Industrienationen wird zu einem nicht lösbaren. In Millionenstädten wie Chicago sinkt die Konzentration nie unter 0,000025 µg O_3/cm^3. In der Bundesrepublik Deutschland existiert ein Fahrverbot oder Geschwindigkeitsbeschränkungen bei erhöhten Ozonwerten.

---

[3] Renate Viebahn und Josef Washüttl, Auszug aus Ars Medical Nr. 5/1986
[4] Teildruck, unter dem Sauerstoff im Blut gelöst ist
[5] Unter Protoplasmagift versteht man ein Gift, welches das Protoplasma, die gesamte Substanz der lebenden menschlichen, tierischen und pflanzlichen Zelle, angreift und schädigt, wie z.B. Quecksilber.

Huntington, Binz, Schwarzenbach, Redfern, Balow, Bohr, Flügge, Konrich und andere sagten, dass O_3 für kleinere Tiere stets schädlich, wenn nicht sogar tödlich sei. Bei Mäusen, Ratten und Kaninchen trete der Tod sofort oder nach einiger Zeit ein. Kaltblütler sollen besonders empfindlich sein: Regenwürmer z.b. würden sofort eingehen.

Weiterhin sollen Einflüsse auf das Tempo der Atmung und eine schlaferzeugende Wirkung beobachtet worden sein, ebenso Erbrechen und Reizung der Bindehäute des Auges. Erscheinungen also, die von Protoplasmagiften hervorgerufen werden. Andere Autoren (Paoli, Fawcit, Royer, Buchby, Fisch und andere) behaupten das Gegenteil. Alle diese Arbeiten sagen jedoch nichts über die Dosierung.

Ozon war eben Ozon. Reines Ozon ist aber ein Stoff, der bei Einwirkung auf einen Organismus wie jedes andere Pharmakon einen therapeutischen Bereich besitzt, aber nach dessen Überschreiten auch unerwünschte Wirkungen haben kann. Erst Rust konnte 1940 in seiner Dissertation am Würzburger Pharmakologischen Institut die toxische Grenze für das Lungenepithel festlegen. Sie liegt bei einer Einatmungszeit von 30 Minuten bei einem Gehalt von 1,2 µg O_3/cm^3.

Thorp veröffentlichte 1955 Kurven über die menschliche Toleranzbreite für Ozon-Luft-Gemische. Mit besonderen, schwierigen Kunstgriffen gelang es ihm, in einem „abgeschlossenen Kabinett" Verunreinigungen durch Stickoxide, Peroxide usw. auszuschließen.

In der so genannten „Nontoxid-symptomatic-Region" kommt es zu den ersten, vorübergehend fassbaren Symptomen, dem so genannten „substernalen Druck", der nach längerem Verweilen in dieser Zone wieder schwindet. Er wird beschrieben als ein Gefühl, wie man es nach schnellem Durchlaufen einer größeren Strecke hat. Auch elektrokardiographisch lassen sich dieselben Veränderungen nachweisen.

Die „Nontoxic-irritant-Zone" macht sich durch Husten, Tränen der Augen, Nasen- und Rachenreizung bemerkbar. Das Rauchen von Tabak vermehrt diese Symptome; es besteht eine Überempfindlichkeit gegen Kälte. Innerhalb einer Stunde verschwinden nach Absetzen der Ozonkonzentration diese Symptome völlig.

Die „Temporary-toxicity-Zone" zeigt die gleichen Symptome, sie sind aber ernsthafter und anhaltender. Daneben treten Entzündungen der Nasenschleimhaut und des Rachens auf, pulsierende Kopfschmerzen und partielle Atemlähmungen, die erst eine Stunde nach Absetzen der Ozonkonzentration wieder schwinden. Der Mensch benötigt mehrere Tage, um sich wieder zu erholen. Als Gegenmaßnahme werden aromatische Öle eingeatmet.

Die „Permanent-toxicity-Region" ist gekennzeichnet durch die autoptischen Befunde: Lungenödem, Hyperämie der Lunge, multiple Thrombosen der Lungengefäße und starke Pigmentindurationen. Trachea und Bronchien sind nicht krankhaft verändert.

Die „Fatalregion" ist die absolut tödliche Zone. Bei der Verwendung von bakterizid wirkenden Gaskonzentrationen (15 Minuten mit über 8 µg O_3/cm^3) ist also die Einatmung des Gases unter allen Umständen zu vermeiden!

Die schädigende Einwirkung des Ozons auf die Schleimhäute untersuchten Kleinmann und andere. Sie kamen zu dem Schluss, dass selbst Konzentrationen von 180 µg O_3/cm^3 mit 3 Minuten Einwirkungszeit auf Blase, Darm und Vaginalschleimhaut keine schädigenden Einflüsse haben. Seröse Häute, wie Pleura und Peritoneum, reagierten jedoch mit einer histologisch nachweisbaren Entzündung bei diesen Konzentrationen. Die Toxizität der parapulmonalen, vor allem der intravenösen Injektionen von Ozon ist gekennzeichnet durch zwei Größen:

1. die Menge, des molekularen Sauerstoffes als Trägersubstanz
2. die therapeutische Grenze der Ozonkonzentrationen.

Jedoch unterscheidet sich in der pharmakologischen Wirkung der reine molekulare Sauerstoff ungemein von dem Ozon-Sauerstoff-Gemisch.

Zu 1. Nach Veröffentlichungen von Regelsberger jr. (1959) ist die Menge des intravenös zugeführten Sauerstoffes abhängig von der Injektionszeit. Bei langsamster Gasinsufflation hat er schon Mengen bis zu 3000 ccm in einer Sitzung insuffliert.

Zu 2. Die Untersuchungen von Payr, die später von Sauerwein nachgeprüft wurden, ergaben eine Dosis letalis von 1,0 mg O_3/g Maus und von 0,8 mg O_3/g Meerschweinchen. Bei Versuchen an Kaninchen (Payr, Fisch, Meyer) – Eigenblutmenge 150 ccm – trat der Tod erst bei Injektionen von über 12 cm^3 Ozon-Sauerstoff-Gemisch von 58 µg O_3/cm^3 ein. Die Autopsie zeigte im Herzen nur hellroten Blutschaum. Auf den Menschen übertragen würde das heißen, dass ein Ozon-Sauerstoff-Gemisch von 58 µg O_3/cm^3 noch bis 100 cm^3 gefahrlos gegeben werden kann, wobei die Ozonkonzentration noch keine obere Grenze darstellt. Diese rein rechnerisch gefundenen Werte wurden (ohne deren Kenntnis) 1947 durch Beobachtungen von Zorraquin an Menschen bestätigt! Bei Injektionen von 150 cm^3 in die Kubitalvene mit einer Konzentration von 53 µg O_3/cm^3 konnte Chamorro phonokardiographisch plätschernde Geräusche aufnehmen.

Die höchsten in der Literatur angegebenen therapeutischen Dosierungen sind rektal: maximal 800 bis 1000 cm^3 bei 27,5 µg O$_3$/cm^3 (Aubourg, Chamorro), intraabdominal: maximal 400 cm^3 bei 13 µg O$_3$/cm^3 (Zorraquin intravenös: maximal 150 cm^3 bei 53,2 µg O$_3$/cm^3; Chamorro).

Aufgrund der selektiven Reaktivität und der Zusammensetzung des Plasmas und der Zellmembranen hat Ozon so viele Reaktionspartner zur Verfügung, dass eine schädliche oxidative Reaktion nicht zustande kommt. Die verbleibenden Radikale werden durch die zelleigenen Detoxifikationsmöglichkeiten (Scavenger) abgefangen. Nur Zellen, denen diese Eigenschaft abhanden gekommen ist (z.b. Tumorzellen), haben nicht die Möglichkeit Radikale zu reduzieren, bevor es zu einer Zellschädigung kommt.

Bakterizide, viruzide und fungizide Wirkung[6]

Obwohl die hemmende und abtötende Wirkung von Ozon auf pathogene Mikroorganismen seit dem späten neunzehnten Jahrhundert beobachtet wird, sind die zugrunde liegenden Wirkungsmechanismen noch nicht zufriedenstellend aufgeklärt. Ozon wirkt stark bakterizid. Für eine messbare Wirkung sind nur einige Mikrogramm pro Liter notwendig. In einer Konzentration von 1 g/m^3 H$_2$O und bei einer Temperatur von 1 °C inaktiviert Ozon rasch koliforme Bakterien, Staphylococcus aureus und Aeromonas hydrophila. Viren unterscheiden sich in ihrer Empfindlichkeit gegenüber Ozon. Die Resistenz von Poliovirus Typ 2 ist 40-mal so groß wie die von Coxsackie-Virus AS. In einem Experiment, bei dem ein gemischter Reaktor mit kontinuierlichem Flow verwendet wurde, konnte die relative Resistenz unter kontrollierten Laborbedingungen in absteigender Reihenfolge wie folgt ermittelt werden: Poliovirus Typ 2, ECHO-Virus Typ 1, Poliovirus Typ 1, Coxsackie-Virus Typ B 5, ECHO-Virus Typ 5, Coxsackie-Virus Typ A 9. Bei maximaler Löslichkeit des Ozons in reinem Wasser und bei Zimmertemperatur werden das ECHO-Virus Typ 29 in einer Minute, Poliovirus Typ 1 in zwei, Typ 3 in drei und Typ 2 in sieben Minuten inaktiviert.

Die häufigste Erklärung für die Bakterizidie des Ozons ist die Zerstörung der Wandstruktur durch die Peroxidation der Phospholipide und Lipoproteine. Es gibt auch Anhaltspunkte für eine Wechselwirkung mit den Proteinen. In

---

[6] nach Dr. Gerhard v. Sunnen, Biozon Journal Nr. 7/1989, MD., New York

einer Untersuchung über die Wirkung von Ozon auf E. coli penetrierte das Ozon offensichtlich durch die Zellmembran, reagierte mit zytoplasmatischen Substanzen und überführte die als geschlossenes zirkuläres Plasmidmolekül vorliegende DNS in die offene zirkuläre Form. Wahrscheinlich nimmt dadurch die Proliferationsrate der Bakterien ab. Auch höhere Organismen verfügen über enzymatische Reparaturmechanismen unterbrochener DNS- und RNS-Stränge, wodurch erklärt werden könnte, warum bei der klinischen Behandlung mit vorschriftsmäßig dosiertem Ozon das Ozon für infektiöse Keime, nicht aber für den Patienten toxisch zu sein scheint.

Welche Rolle kann Ozon als antiviraler Wirkstoff spielen? In einer Untersuchung wurde Poliovirus I bei pH 7,2 gegenüber 0,21 mg/l Ozon exponiert. Nach 30 Sekunden waren 99 % der Viren inaktiviert (Verlust der Replikationsfähigkeit innerhalb der Wirtszellen), behielten aber anscheinend ihre strukturelle Einheit. Die Analyse der Virusbestandteile zeigte eine Schädigung der Polypeptidketten und Hüllproteine. Dies könnte zu einer Störung der Adhäsionsfähigkeit und einem Bruch der einsträngigen RNS in zwei Teile führen, wodurch die Replikationsfähigkeit kausal beeinflusst wird.

Andere Wissenschaftler schlossen aus ähnlichen Experimenten, dass das Viruskapsid durch die Ozonisierung geschädigt wird. Anzumerken ist allerdings, dass die Polioviren (Familie der Picornaviren) vier Strukturproteine enthalten, die einen einzelnen RNS-Strang umhüllen, und dass die Lipide völlig fehlen.

Bei denjenigen klinischen Anwendungsmethoden, bei denen das Ozon extern (oder in Körperhöhlen) appliziert wird, kann man davon ausgehen, dass angesichts des direkten Kontakts zwischen Ozon und Organismus Bakterien, Viren oder Pilze durch eine Vielzahl verschiedener Mechanismen inaktiviert werden. Dies wird bei der Behandlung von Verbrennungen, oberflächlichen Mykosen, Dekubitalulzera und Abszessen genutzt. Es bleiben jedoch Fragen offen, wenn man die Behandlungsstrategien bei systemischen Infektionen untersucht, bei denen, besonders bei Virusinfektionen, Ozon-Sauerstoff-Gemische in die Blutbahn gebracht werden (meist Große Eigenbluttherapie). Die mit Ozon behandelte Blutprobe, die einer Untersuchung zufolge durch den direkten Kontakt mit dem Ozon und Ozonperoxiden virusfrei ist, wird in den Kreislauf reinfundiert. Da wegen der hohen Reaktivität nur sehr wenig freies Ozon in Lösung verbleibt, sind es die Reaktionsprodukte, hauptsächlich Fettbestandteile, die mit den zirkulierenden und gewebsständigen Virionen reagieren und sie dadurch inaktivieren. Innerhalb des verordneten Dosisbereichs (bis zu 10 mg O_3/100 ml Blut) kann man der Messung dieser überschießenden viruziden Kapazität mit Spannung entgegen sehen.

Obschon nicht bewiesen wurde, dass die Bluttherapie mit Ozon bei Viruserkrankungen ausgesprochen kurativ ist, kann sie doch die Schwere des
Krankheitsbildes oder seine Dauer positiv beeinflussen, wie in mehreren
Untersuchungen berichtet wurde. Therapeutische Erfolge dieser Art sind für
die akute und chronische Hepatitis und Herpes dokumentiert.

Bei chronischen Virusinfektionen – unter anderem bei Zytomegalie-,
Epstein-Barr- und Retroviren (AIDS) – könnte die während der Virämie oder
der klinischen Exazerbation durchgeführte Blutozonisierung entweder direkt
oder durch Modifikation der Immunfunktion das Virus bekämpfen. Ozon
soll in niedrigen Dosen stimulierend und in höheren Konzentrationen hem-
mend auf das Immunsystem wirken.

Metabolische und physiologische Wirkungen[7]

Bei der Ozonbehandlung wird darauf geachtet, dass kein Ozon in den Be-
handlungsbereich entweicht. Moderne Ozongeräte sind so ausgerüstet, dass
überschüssiges Ozon während der Anwendung katalytisch in Sauerstoff umgewandelt wird.

Blutuntersuchungen bei jungen Männern, die $2^{3}/_{4}$ Stunden einer Ozon-
dosis von 0,50 ppm ausgesetzt wurden, zeigen signifikante Veränderungen
sowohl bei den Erythrozyten als auch im Serum. Die Membranfragilität der
Erythrozyten und die Enzymaktivität der Glucose-6-Phosphat-Dehydrogena-
se und der Laktatdehydrogenase waren erhöht, während die Acetylcholinesterase und die reduzierte Glutathionreduktase nicht signifikant verändert
waren. Vitamin E im Serum und das Niveau der Lipidperoxidation waren signifikant erhöht. Diese Befunde weisen darauf hin, dass durch Ozonexposition
die Parameter für eine metabolische Aktivierung der Erythrozyten steigen.

Anderen Forschungsberichten zufolge führt die direkte intravaskuläre Injektion eines reinen Ozon-Sauerstoff-Gemisches zu folgenden Reaktionen:
• Aktivierung der Enzyme, die Peroxide oder Sauerstoffradikale abfangen
  (Katalase, Superoxiddismutase).
• Beschleunigung der Glykolyse in den Erythrozyten mit
• nachfolgender Stimulation des 2,3-Diphosphoglycerat-Zyklus. Die Sauer-
  stoffbindungskurve des Hämoglobins verschiebt sich so nach rechts und in

---

[7] Dr. Gerhard v. Sunnen, MD, New York; Biozon Journal 7/1989

den Geweben wird Sauerstoff freigesetzt. Weitere physiologische Wirkungen sind

- eine Steigerung der oxidativen Decarboxylierung von Pyruvat mit Bildung von Acetyl-CoA und infolgedessen Aktivierung des Citratzyklus,
- direkte Beeinflussung des mitochondrialen Transportsystems mit Reduktion von NADPH und Oxidation von Cytochromen und
- eine Verbesserung der Verformbarkeit der Erythrozyten, der Fließeigenschaften des Blutes und des arteriellen pO_2[8].

---

[8] pO_2 = Sauerstoffpartialdruck

Apparative Voraussetzungen

Herstellung von Ozon

Bisher sind drei Arten der Ozonherstellung bekannt, die je nach Anwendungszweck gebraucht werden.

1. Die einfachste Art der Ozonerzeugung wird mit UV-Röhren realisiert. Hierbei entsteht der typische Höhensonnengeruch. Die meisten Anwendungsfälle hierfür sind Klimaanlagen, Luftschächte, Wartezimmer und medizinische Räume.

2. Die nächste Möglichkeit ist die chemische Ozonherstellung. Sie hat in jüngster Zeit wegen der Wirkungsgradsteigerung eine Renaissance erlebt, was vor allem für die technische Anwendung des Ozons ausschlaggebend ist.

3. Schließlich die bekannteste und noch wirtschaftlichste Art Ozon mit einem definierten Reinheitsgrad reproduzierbar herzustellen: die stille elektrische Entladung. Werner von Siemens entdeckte sie im 19. Jahrhundert. Nach diesem Prinzip arbeiten heute alle Leistungsgeneratoren, bei denen die Konzentration variabel sein muss.

Ozon ist das aggressivste und oxidationsfreudigste Gas, das in der Chemie bekannt ist. Es wird seit Jahrzehnten in sehr vielen Bereichen verwendet. So zum Beispiel

- In der Wasseraufbereitung. Hier wird vor allem der bakterizide Effekt genutzt.

- In der Pharmazie, um Pharmazeutika am weiteren Oxidationsprozess zu hindern bzw. um den endgültigen chemischen Zustand zu fixieren.

- In Flaschenabfüllanlagen. Hier werden die Flaschenhälse vor dem Verkorken mit Ozon behandelt und

- in Gewächshäusern, um die UV-Einstrahlung des Sonnenlichtes kontinuierlich zu regeln.

Es gibt noch unzählige weitere Beispiele, wie z.b. der Einsatz bei der Herstellung von Brennstoffen, bei der Fleischkonservierung oder als Bleichmittel. Die Erzeugung des medizinischen Ozon-Sauerstoff-Gemisches erfolgt auf dem Weg der so genannten stillen Entladung.

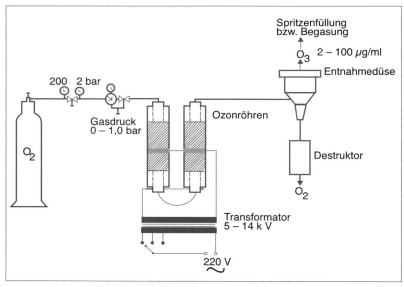

Abb. 3 Prinzip des Ozonosans[9]

Medizinischer Sauerstoff (aus der Stahlflasche) durchströmt eine Ozonröhre und wird hochgespanntem Wechselstrom ausgesetzt. Das Arbeiten der Röhre macht sich durch ein leichtes Rauschen bemerkbar. Um ein medizinisches O_2/O_3-Gemisch zu erzeugen, wird das Gerät nur mit reinstem medizinischen Sauerstoff betrieben und nicht etwa mit Luft, die ca. 80 % Stickstoff enthält, wie in den technisch genutzten Ozongeneratoren; molekularer Stickstoff (N_2) würde, der extremen Bedingung einer Hochspannungsentladung ausgesetzt, ebenfalls atomar gespalten und die Bildung hochgiftiger Stickoxide begünstigen.

Bei älteren Ozongeräten bestimmen zwei Faktoren die vom Gerät produzierte Ozonmenge: Hochspannung und Gasfluss. Das Ozongerät (Ozongenerator) wird wie schon erwähnt mit Sauerstoff versorgt, der durch eine Regelarmatur dem Gerät zugeleitet wird. Mit der Regelarmatur werden der Arbeitsdruck und die exakte Druckeinstellung für das Gerät eingestellt. Ein zweiter Druckregler, ein Feinregler, im Ozongerät selbst angeordnet, erlaubt je nach Bedarf die exakte Druckeinstellung, die für die verschiedenen Ozonkonzentrationen notwendig ist.

Ozonkonzentration und Druck verhalten sich reziprok, das heißt mit höheren Einstelldrücken sinkt die O_3-Konzentration und umgekehrt. Das ist leicht zu verstehen, da bei höher eingestellten Drücken der Sauerstoff das Gerät schneller durchströmt und deshalb die Zeit für die O_3-Bildung aus den rascher vorbeiströmenden O_2-Molekülen kürzer wird. Mithin ist der Anteil von reinem O_3 in der jeweiligen Sauerstoffmenge (O_2) relativ kleiner als bei niedrigeren Drücken. Da man jedoch den ganzen therapeutischen Konzentrationsbereich nicht alleine durch den Druck regeln kann, ist bei Ozongeräten eine Spannungsschaltung angebracht, die je nach Hersteller unterschiedlich gebaut ist.

Neuere Ozongeneratoren arbeiten mit einer Frequenz von 50 oder 60 Hz Wechselspannung, die durch Variation der Hochspannung, also ändern der Feldstärke, die Ozonproduktion regeln. Der Gasdurchfluss bleibt dabei konstant.

Das entnommene Gas wird in Mikrogramm pro ml (μg/ml) gemessen. Der Begriff sagt aus, welches O_3-Gewicht (gemessen in μg) in jedem ml (früher ccm oder cm³) des O_2/O_3-Gesamtgasgemisches, das dem Gerät bei der gewählten Geräteeinstellung entnommen wird, enthalten ist. Weiß man jetzt noch aus den Gerätedaten die Größe der Gasmenge (gemessen in ml oder l), die jede Minute oder Sekunde abhängig vom eingestellten Druck herausströmt, so ist die Bestimmung des absoluten Ozongewichts in der betreffenden Gasmenge sehr einfach. In den neueren Geräten wird die Konzentration durch einen Drehschalter und eine Konzentrationsanzeige eingestellt, sodass ein Rechnen entfällt.

Der Einfluss des elektrischen Feldes auf die Bildung von Ozon ist nicht linear und beginnt erst ab einer bestimmten Feldstärke, die höher sein muss als die Bindungskraft des Sauerstoffs. Temperatur, Gasfluss und Gasdruck bestimmen dabei ganz wesentlich den Zündzeitpunkt.

Nur in bestimmten Bereichen ist eine Regelung möglich, da jede Ozonröhre eine Mindestspannung zum Zünden braucht, dabei darf die maximale Isolationsspannung nicht überschritten werden. Größere Einstellbereiche der

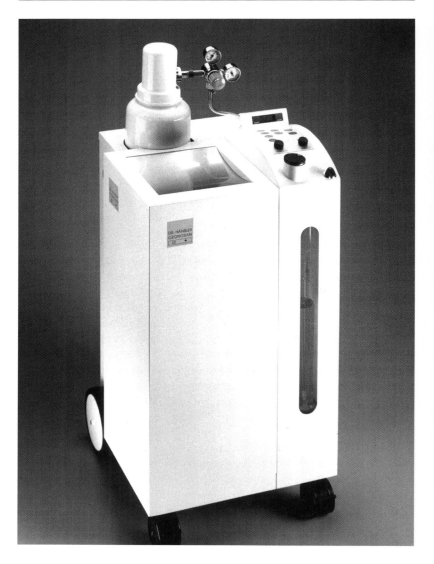

Abb. 4 Ozongerät Ozonosan[10] mit photometrischer Ozonkonzentrations-Messeinheit

[10]   Fa. Dr. J. Hänsler GmbH, Iffezheim

Ozongeneratoren werden durch Ändern des Gasflusses erreicht. Die Technik der 50/60-Hz-Generatoren hat große Nachteile, wenn es auf reproduzierbare Ozonkonzentrationen ankommt.

Die Regelung der Ozonkonzentration über den Gasstrom weist noch größere Fehlerquellen auf, da der Gasstrom variabel und konstant gehalten und über ein Druckmessgerät kontrollierbar sein muss. Diese mechanische Anordnung unterliegt jedoch einer natürlichen Alterung, die in Verbindung mit Ozon auch zur Korrosion neigt.

Frequenz Generator

Das Karozon-Prinzip (Karlsruher Ozon), das schon 1985 von der Firma Humares® entwickelt wurde, arbeitet wesentlich anders als die bis dahin bekannten Ozongeneratoren. Während bei der 50/60-Hz-Röhre sich der Zündzeitpunkt durch Temperatur oder Druck verschieben kann, wird durch einen vielfachen Spannungsanstieg pro Zeiteinheit (ns-Bereich) dieser Fehler vermieden, da bei der Zündung keine großen Zeitverschiebungen entstehen können.

Die Regelung der Ozonkonzentration wird beim Karozon über die Anzahl der Spannungsimpulse pro Zeiteinheit gesteuert, sodass aus elektrischer Sicht eine optimal reproduzierbare Ozonkonzentration entstehen muss. Gleichzeitig hat dieses System den großen Vorteil den Wirkungsgrad wesentlich zu verbessern. Im Vergleich zur bisherigen Technik können jetzt sehr kleine Ozongeneratoren gebaut werden, die auch mit Akku oder im Solarbetrieb arbeiten.

Ozonröhre

Durch den schnellen Spannungsanstieg der Karozongeneratoren wird die Ionisationszeit für Stickstoff nicht erreicht (Funkenüberschlag zwischen den beiden Elektroden), sodass die Isolationsabstände der Ozonröhren verringert werden konnten. So konnte das zwangsläufige Totraum-Volumen (Bereich, in dem kein Ozon produziert wird) einer Ozonröhre erheblich reduziert werden, was eine Feedback-Regelung in Verbindung mit einem schnellen Photometer wesentlich erleichtert und das notwendige Spülvolumen mit Sauerstoff reduziert.

Gasfluss

Bei dem Karozon-Prinzip wird der Gasfluss konstant gehalten bzw. im Werk fest eingestellt, um jegliche mechanische Belastungen auszuschließen. Korrosionen, die den Gasfluss beeinflussen, sind ausgeschlossen, da alle Materialien im Ozonbereich aus Edelstahl, Glas, Teflon oder eloxiertem Aluminium gefertigt sind.

Einige Geräte haben ein eingebautes Ozon-Messsystem. Die Ozonkonzentration wird also stets als Gewicht angegeben, während die Gesamtgasmenge das Volumen erfasst. Diese beiden Werte dürfen nicht verwechselt werden. Das Wichtigste ist die genaue Beachtung der Messgrößen, wenn etwas ausgerechnet wird. Also nicht µg und mg oder l bzw. ml bzw. die Zeiteinheit in Minuten oder Sekunden verwechseln!

Je nach Applikationsart wird die zu verabreichende Ozonkonzentration, die Gesamtgasmenge O_2/O_3 oder das Ozongewicht in der Literatur angegeben. Dies erlaubt es dem Behandler, in Verbindung mit den Gerätewerten der Hersteller sich leicht die noch gesuchten oder Geräteeinstell-Werte selbst zu ermitteln.

Folgende Größen sollen sicherheitshalber mit ihrem Umrechnungsfaktor erläutert sein: 1 µg (Mikrogramm) = 0,001 mg = 1 x 10^{-3} mg (ein Tausendstel Milligramm) = 1/1 000 000 (ein Millionstel Gramm) = 1 x 10^{-6} g

Früher bzw. an älteren Geräten wurde die Messgröße 1 Millionstel Gramm mit dem griechischen Buchstaben Gamma = γ bezeichnet, 1 γ = 1 µg.

Die Druckgröße Bar ersetzt seit der internationalen Vereinheitlichung der Messgrößen vor einigen Jahren die früher gebräuchliche Druckbezeichnung von : kg/cm^2 oder atü oder ata. 1 bar = 1 atü = 1 kg/cm^2

Volumengrößen je Zeiteinheit sind: 1 l/min = 1000 ml/min = 16,66 ml/s.

Aus vorstehenden Messgrößen kann man ersehen, um welche geringen Mengen es bei der O_3-Applikation geht und welche frappanten Heilerfolge damit zu erzielen sind.[11] Es sind stets nur Ozonmengen im µg oder mg-Bereich, die in Frage kommen, lediglich bei der Beutelbegasung können 1–2 g reines Ozon vorhanden sein, die bei fehlerhafter Handhabung im Raum penetrant riechen und Hustenreiz hervorrufen können.

---

[11] Wichtig ist die Kontrolle der tatsächlichen Ozonabgabe von medizinischen Ozongeneratoren durch regelmäßige Messungen.

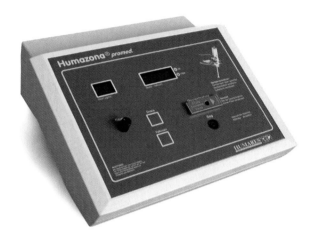

Abb. 5 Ozongerät Humazona® promed[12]

Kennwerte

O_2–Molekulargewicht = 32
O_3–Molekulargewicht = 48
1 Liter atmosphärische Luft wiegt 1,293 g.
1 Liter Sauerstoff (O_2) wiegt 1,429 g.
1 Liter Ozon (O_3) wiegt 2,144 g.
Da Ozon schwerer als Luft ist, muss die Spritze nach der Entnahme des
Ozons aus dem Gerät mit der offenen Seite nach oben gedreht werden, da das
Ozon sonst ausläuft. Dadurch gerät Luft in die Spritze, was bei besonderen

---

[12] Humares GmbH, Weingarten/Baden

Injektionen lebensgefährlich sein kann. Deshalb *stets Kanülenansatz nach oben halten.* Bei der Beutelbegasung sind die Beutel zweckmäßigerweise nach dem Abziehen so zu halten, dass die Öffnung nach oben zeigt.

Messung der Ozonkonzentration

Es gibt drei Möglichkeiten Ozon zu messen:

* Die kalorimetrische Art
  Hier wird die Zerfallsenergie (Wärme) gemessen. Dabei werden sehr große Ozonmengen benötigt (mindestens 100 l), zwangsläufig ergeben sich dabei große Zeitkonstanten.

* Die chemische Methode
  Auch hier werden größere Mengen Ozongemisch gebraucht (mindestens 10 l), um eine sichere Bestimmung der Konzentration zu gewährleisten.

Beide Messmethoden haben den gravierenden Nachteil der diskontinuierlichen Konzentrationsbestimmung und können zeitlich bedingte Spritzenkonzentrationen nicht erfassen.

* Die photometrische Messung
  Sie beruht auf der Tatsache, dass Ozon im UV-Bereich stark absorbiert wird, sodass mit einfachen Lichtdetektoren eine kontinuierliche Konzentrationsbestimmung sehr zuverlässig möglich ist. Die Genauigkeit der Kurzzeitmessung ist aber abhängig von dem Küvettenraum und den Zeitkonstanten.

Gesetzliche Regelungen

Das Medizinproduktegesetz (MPG)

Um auch für Medizinprodukte den freien Warenverkehr zu gewährleisten, wurde durch die EU-Kommission die EG-Richtlinie Medizinprodukte verabschiedet. Bei der Übernahme dieser Richtlinie in nationales Recht wurde schnell erkannt, dass die Medizingeräteverordnung (MedGV) nicht mehr ausreichte, um die Anwendung dieser Richtlinie sicherzustellen. Das Medizinproduktegesetz wurde erlassen. Damit wurde ein neuer Rechtsbereich für Produkte erschaffen, die bisher in unterschiedlichen Rechtsbereichen, unter meist nicht für Medizinprodukte spezifischen Gesichtspunkten geregelt wurden (Lebensmittel- und Bedarfsgegenständegesetz, Röntgenverordnung, ...). Im Wesentlichen wurde der Begriff Medizinprodukte neu definiert, das heißt er umfasst jetzt neben den medizinisch-technischen Geräten auch alle einzeln oder miteinander verbundenen Instrumente, Stoffe oder andere Gegenstände einschließlich Software, die zur Erkennung, Verhütung, Überwachung, Behandlung oder Linderung von Krankheiten, Verletzungen oder Behinderungen eingesetzt werden. Weiterhin beschränken sich die Anforderungen nicht mehr nur auf die sicherheitstechnischen Mindestvorschriften, wie in der MedGV, sondern umfassen wesentlich weiterreichende Anforderungen, wie z.B.:

- chemische, physikalische, biologische Eigenschaften
- Infektion und mikrobielle Kontamination
- Schutz vor Strahlungen
- Schutz vor Risiken durch Alterung der verwendeten Werkstoffe.

Zusätzlich werden die Medizinprodukte in Klassen eingeteilt (ähnlich MedGV), wobei die Klassifizierung nach EU-Recht zu erfolgen hat. Damit ist, je nach Klasse, ein einheitliches europäisches Bewertungsverfahren möglich, dessen erfolgreiche Durchführung der Hersteller mit dem Aufbringen des CE-Zeichens erklärt.

CE-Kennzeichnung (MPG §9)

(1) Die CE-Kennzeichnung ist gemäß Anhang XII der Richtlinie 93/42/EWG zu verwenden. Kennzeichnungen, die geeignet sind, Dritte im Hinblick auf die Bedeutung und das Schriftbild der CE-Kennzeichnung in die Irre zu führen, dürfen nicht angebracht werden. Alle sonstigen Kennzeichnungen dürfen auf der Verpackung oder der Gebrauchsanweisung des Medizinproduktes angebracht werden, sofern sie die Sichtbarkeit und Lesbarkeit der CE-Kennzeichnung nicht beeinträchtigen.

(2) Die CE-Kennzeichnung muss von der Person angebracht werden, die in den Vorschriften zu den Konformitätsbewertungsverfahren gemäß der Rechtsverordnung nach § 14 Abs. 3 dazu bestimmt ist.

(3) Die CE-Kennzeichnung nach Absatz 1 Satz 1 muss deutlich sichtbar, gut lesbar und dauerhaft auf dem Medizinprodukt und, falls vorhanden, auf der Handelspackung sowie auf der Gebrauchsanweisung angebracht werden. Auf dem Medizinprodukt muss die CE-Kennzeichnung nicht angebracht werden, wenn es zu klein ist, seine Beschaffenheit dies nicht zulässt oder es nicht zweckmäßig ist. Der CE-Kennzeichnung muss die Kennnummer der Benannten Stelle hinzugefügt werden, die für die Durchführung des nach diesem Gesetz vorgeschriebenen Verfahrens zur EG-Konformitätserklärung verantwortlich ist, das zur Berechtigung zur Anbringung der CE-Kennzeichnung geführt hat. Bei Medizinprodukten, die eine CE-Kennzeichnung tragen müssen und in sterilem Zustand in den Verkehr gebracht werden, muss die CE-Kennzeichnung auf der Steril-Verpackung und gegebenenfalls auf der Handelspackung angebracht sein. Ist für ein Medizinprodukt ein Konformitätsbewertungsverfahren vorgeschrieben, das nicht von einer Benannten Stelle durchgeführt werden muss, darf der CE-Kennzeichnung keine Kennnummer einer Benannten Stelle hinzugefügt werden.

(4) Bei Änderungen eines Medizinproduktes, die einer Zustimmung in Form eines Nachtrages zur Bescheinigung der Benannten Stelle über die von ihr durchgeführte Prüfung bedürfen, darf die CE-Kennzeichnung erst nach einem Verfahren nach § 14 angebracht werden. Ein Nachtrag ist notwendig bei Änderungen, die die Übereinstimmung des Medizinproduktes mit den Grundlegenden Anforderungen nach § 5 oder mit den vorgeschriebenen Anwendungsbedingungen berühren können.

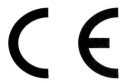

Abb. 6 CE-Kennzeichnung

Medizinprodukte-Betreiberverordnung (MPBetreibV)

„Medizinprodukte-Betreiberverordnung" ist die Kurzbezeichnung für die Verordnung über das Errichten, Betreiben und Anwenden von Medizinprodukten vom 29. Juni 1998 (BGBl. I S. 1762)

Abschnitt 1
Anwendungsbereich und allgemeine Vorschriften

§ 1 Anwendungsbereich

(1) Diese Verordnung gilt für das Errichten, Betreiben und Anwenden von Medizinprodukten nach § 3 Nr. 1 und 8 in Verbindung mit Nr. 2, 3 und 7 des Medizinproduktegesetzes.

(2) Diese Verordnung gilt nicht für

1. In-vitro-Diagnostika nach § 3 Nr. 4 des Medizinproduktegesetzes,
2. Medizinprodukte, die für die klinische Prüfung bestimmt sind, oder
3. Medizinprodukte, die weder gewerblichen noch wirtschaftlichen Zwecken dienen und in deren Gefahrenbereich keine Arbeitnehmer beschäftigt sind.

§ 2 Allgemeine Anforderungen

(1) Medizinprodukte dürfen nur ihrer Zweckbestimmung entsprechend nach den Vorschriften dieser Verordnung errichtet, betrieben und angewendet werden.

(2) Medizinprodukte dürfen nur von Personen errichtet, betrieben und angewendet werden, die dafür die erforderliche Ausbildung oder Kenntnis und Erfahrung besitzen.

(3) Miteinander verbundene Medizinprodukte sowie mit Zubehör einschließlich Software oder mit anderen Gegenständen verbundene Medizinprodukte dürfen nur betrieben und angewendet werden, wenn sie dazu unter Berücksichtigung der Zweckbestimmung und der Sicherheit der Patienten, Anwender, Beschäftigten oder Dritten geeignet sind.

(4) Der Betreiber darf nur Personen mit dem Errichten und Anwenden von Medizinprodukten beauftragen, die die in Absatz 2 genannten Voraussetzungen erfüllen.

(5) Der Anwender hat sich vor der Anwendung eines Medizinproduktes von der Funktionsfähigkeit und dem ordnungsgemäßen Zustand des Medizinproduktes zu überzeugen und die Gebrauchsanweisung sowie die sonstigen beigefügten sicherheitsbezogenen Informationen und Instandhaltungshinweise zu beachten. Satz 1 gilt entsprechend für die mit dem Medizinprodukt zur Anwendung miteinander verbundenen Medizinprodukte sowie Zubehör einschließlich Software und anderen Gegenständen.

(6) Medizinprodukte der Anlage 2 dürfen nur betrieben und angewendet werden, wenn sie die Fehlergrenzen nach § 11 Abs. 2 einhalten.

(7) Sofern Medizinprodukte in Bereichen errichtet, betrieben oder angewendet werden, in denen die Atmosphäre aufgrund der örtlichen oder betrieblichen Verhältnisse explosionsfähig werden kann, findet die Verordnung über elektrische Anlagen in explosionsgefährdeten Bereichen in der Fassung der Bekanntmachung vom 13. Dezember 1996 (BGBl. I S. 1931) in der jeweils geltenden Fassung entsprechende Anwendung.

(8) Die Vorschriften zu den wiederkehrenden Prüfungen von Medizinprodukten nach den Unfallverhütungsvorschriften bleiben unberührt, es sei denn, der Prüfumfang ist in den sicherheitstechnischen Kontrollen nach § 6 enthalten.

§ 3 Meldungen über Vorkommnisse
Der Betreiber oder Anwender hat
1. jede Funktionsstörung,
2. jede Änderung der Merkmale oder der Leistungen sowie
3. jede Unsachgemäßheit der Kennzeichnung oder der Gebrauchsanweisung eines Medizinproduktes, die zum Tode oder zu einer schwerwiegenden Verschlechterung des Gesundheitszustandes eines Patienten, eines Beschäftigten oder eines Dritten geführt hat oder hätte führen können, unverzüglich dem Bundesinstitut für Arzneimittel und Medizinprodukte zu melden. Dieses gibt die Meldung unverzüglich an die für den Betreiber zuständige Behörde weiter und informiert weiterhin den Hersteller und die für den Hersteller zuständige Behörde.

§ 4 Instandhaltung

(1) Der Betreiber darf nur Personen, Betriebe oder Einrichtungen mit der Instandhaltung (Wartung einschließlich Sterilisation, Inspektion, Instandsetzung) von Medizinprodukten beauftragen, die die Sachkenntnis, Voraussetzungen und die erforderlichen Mittel zur ordnungsgemäßen Ausführung dieser Aufgabe besitzen.

(2) Reinigung, Desinfektion und Sterilisation von Medizinprodukten sind unter Beachtung der Angaben des Herstellers mit geeigneten validierten Verfahren so durchzuführen, dass der Erfolg dieser Verfahren nachvollziehbar gewährleistet ist und die Sicherheit und Gesundheit von Patienten, Anwendern oder Dritten nicht gefährdet wird.

(3) Die Voraussetzungen nach Absatz 1 werden erfüllt, wenn die mit der Instandhaltung Beauftragten

1. aufgrund ihrer Ausbildung und praktischen Tätigkeit über die erforderlichen Sachkenntnisse bei der Instandhaltung von Medizinprodukten und
2. über die hierfür erforderlichen Räume einschließlich deren Beschaffenheit, Größe, Ausstattung und Einrichtung sowie über die erforderlichen Geräte und sonstigen Arbeitsmittel

verfügen und in der Lage sind, diese nach Art und Umfang ordnungsgemäß und nachvollziehbar durchzuführen.

(4) Nach Instandhaltungsmaßnahmen an Medizinprodukten müssen die für die Sicherheit und Funktionstüchtigkeit wesentlichen konstruktiven und funktionellen Merkmale geprüft werden, soweit sie durch die Instandhaltungsmaßnahmen beeinflusst werden können.

(5) Die durch den Betreiber mit den Prüfungen nach Absatz 4 beauftragten Personen, Betriebe oder Einrichtungen müssen die Voraussetzungen nach Absatz 3 erfüllen und bei der Durchführung und Auswertung der Prüfungen in ihrer fachlichen Beurteilung weisungsunabhängig sein.

Abschnitt 2
Spezielle Vorschriften für aktive Medizinprodukte

§ 5 Betreiben und Anwenden

(1) Der Betreiber darf ein in der Anlage 1 aufgeführtes Medizinprodukt nur betreiben, wenn zuvor der Hersteller oder eine dazu befugte Person, die im Einvernehmen mit dem Hersteller handelt,

1. dieses Medizinprodukt am Betriebsort einer Funktionsprüfung unterzogen hat und

2. die vom Betreiber beauftragte Person anhand der Gebrauchsanweisung sowie beigefügter sicherheitsbezogener Informationen und Instandhaltungshinweise in die sachgerechte Handhabung, Anwendung und den Betrieb des Medizinproduktes sowie in die zulässige Verbindung mit anderen Medizinprodukten, Gegenständen und Zubehör eingewiesen hat.
Eine Einweisung nach Nummer 2 ist nicht erforderlich, sofern diese für ein baugleiches Medizinprodukt bereits erfolgt ist.

(2) In der Anlage 1 aufgeführte Medizinprodukte dürfen nur von Personen angewendet werden, die die Voraussetzungen nach § 2 Abs. 2 erfüllen und die durch den Hersteller oder durch eine nach Absatz 1 Nr. 2 vom Betreiber beauftragte Person unter Berücksichtigung der Gebrauchsanweisung in die sachgerechte Handhabung dieses Medizinproduktes eingewiesen worden sind.

(3) Die Durchführung der Funktionsprüfung nach Absatz 1 Nr. 1 und die Einweisung der vom Betreiber beauftragten Person nach Absatz 1 Nr. 2 sind zu belegen.

§ 6 Sicherheitstechnische Kontrollen

(1) Der Betreiber hat bei Medizinprodukten, für die der Hersteller sicherheitstechnische Kontrollen vorgeschrieben hat, diese nach den Angaben des Herstellers und den allgemein anerkannten Regeln der Technik sowie in den vom Hersteller angegebenen Fristen durchzuführen oder durchführen zu lassen. Soweit der Hersteller für die in der Anlage 1 aufgeführten Medizinprodukte keine sicherheitstechnischen Kontrollen vorgeschrieben und diese auch nicht ausdrücklich ausgeschlossen hat, hat der Betreiber sicherheitstechnische Kontrollen nach den allgemein anerkannten Regeln der Technik und zwar in solchen Fristen durchzuführen oder durchführen zu lassen, mit denen entsprechende Mängel, mit denen aufgrund der Erfahrungen gerechnet werden muss, rechtzeitig festgestellt werden können. Die Kontrollen nach Satz 2 sind jedoch spätestens alle zwei Jahre durchzuführen. Die sicherheitstechnischen Kontrollen schließen die Messfunktionen ein. Für andere Medizinprodukte, Zubehör, Software und andere Gegenstände, die der Betreiber bei Medizinprodukten nach den Sätzen 1 und 2 verbunden verwendet, gelten die Sätze 1 bis 4 entsprechend.

(2) Die zuständige Behörde kann im Einzelfall die Fristen nach Absatz 1 Satz 1 und 3 auf Antrag des Betreibers in begründeten Fällen verlängern, soweit die Sicherheit auf andere Weise gewährleistet ist.

(3) Über die sicherheitstechnische Kontrolle ist ein Protokoll anzufertigen, das das Datum der Durchführung und die Ergebnisse der sicherheitstechnischen Kontrolle unter Angabe der ermittelten Messwerte, der Messverfahren

und sonstiger Beurteilungsergebnisse enthält. Das Protokoll hat der Betreiber zumindest bis zur nächsten sicherheitstechnischen Kontrolle aufzubewahren.

(4) Eine sicherheitstechnische Kontrolle darf nur durchführen, wer

1. aufgrund seiner Ausbildung, Kenntnisse und durch praktische Tätigkeit gewonnenen Erfahrungen die Gewähr für eine ordnungsgemäße Durchführung der sicherheitstechnischen Kontrollen bietet,
2. hinsichtlich der Kontrolltätigkeit keiner Weisung unterliegt und
3. über geeignete Mess- und Prüfeinrichtungen verfügt.

Die Voraussetzungen nach Satz 1 sind durch die Person, die sicherheitstechnische Kontrollen durchführt, auf Verlangen der zuständigen Behörde nachzuweisen.

(5) Der Betreiber darf nur Personen mit der Durchführung sicherheitstechnischer Kontrollen beauftragen, die die in Absatz 4 Satz 1 genannten Voraussetzungen erfüllen.

§ 7 Medizinproduktebuch

(1) Für die in den Anlagen 1 und 2 aufgeführten Medizinprodukte hat der Betreiber ein Medizinproduktebuch mit den Angaben nach Absatz 2 Satz 1 zu führen. Für das Medizinproduktebuch sind alle Datenträger zulässig, sofern die in Absatz 2 Satz 1 genannten Angaben während der Dauer der Aufbewahrungsfrist verfügbar sind. Ein Medizinproduktebuch nach Satz 1 ist nicht für elektronische Fieberthermometer als Kompaktthermometer und Blutdruckmessgeräte mit Quecksilber- oder Aneroidmanometer zur nichtinvasiven Messung zu führen.

(2) In das Medizinproduktebuch sind folgende Angaben zu dem jeweiligen Medizinprodukt einzutragen:

1. Bezeichnung und sonstige Angaben zur Identifikation des Medizinproduktes,
2. Beleg über Funktionsprüfung und Einweisung nach § 5 Abs. 1,
3. Name des nach § 5 Abs. 1 Nr. 2 Beauftragten, Zeitpunkt der Einweisungen sowie Namen der eingewiesenen Personen,
4. Fristen und Datum der Durchführung sowie das Ergebnis von vorgeschriebenen sicherheits- und messtechnischen Kontrollen und Datum von Instandhaltungen sowie der Name der verantwortlichen Person oder der Firma, die diese Maßnahme durchgeführt hat,
5. soweit mit Personen oder Institutionen Verträge zur Durchführung von sicherheits- oder messtechnischen Kontrollen oder Instandhaltungsmaßnahmen bestehen, deren Namen oder Firma sowie Anschrift,
6. Datum, Art und Folgen von Funktionsstörungen und wiederholten gleichartigen Bedienungsfehlern,

7. Meldungen von Vorkommnissen an Behörden und Hersteller.

Bei den Angaben nach Nummer 1 sollte die Bezeichnung nach der vom Deutschen Institut für medizinische Dokumentation und Information (DIMDI) veröffentlichten Nomenklatur für Medizinprodukte eingesetzt werden. Das Bundesministerium für Gesundheit macht die Bezugsquelle der jeweils geltenden Nomenklatur für Medizinprodukte im Bundesanzeiger bekannt.

(3) Der zuständigen Behörde ist auf Verlangen am Betriebsort jederzeit Einsicht in die Medizinproduktebücher zu gewähren.

§ 8 Bestandsverzeichnis

(1) Der Betreiber hat für alle aktiven nichtimplantierbaren Medizinprodukte der jeweiligen Betriebsstätte ein Bestandsverzeichnis nach Absatz 2 Satz 1 zu führen. Die Aufnahme in ein Verzeichnis, das aufgrund anderer Vorschriften geführt wird, ist zulässig.

(2) In das Bestandsverzeichnis sind für jedes Medizinprodukt nach Absatz 1 folgende Angaben einzutragen:
1. Bezeichnung, Art und Typ, Loscode oder die Seriennummer, Anschaffungsjahr des Medizinproduktes,
2. Name oder Firma und die Anschrift des nach § 7 des Medizinproduktegesetzes für das jeweilige Medizinprodukt Verantwortlichen,
3. die der CE-Kennzeichnung hinzugefügte Kennnummer der Benannten Stelle, soweit diese nach den Vorschriften des Medizinproduktegesetzes angegeben ist,
4. soweit vorhanden, betriebliche Identifikationsnummer,
5. Standort und betriebliche Zuordnung,
6. die vom Hersteller angegebene Frist für die sicherheitstechnische Kontrolle nach § 6 Abs. 1 Satz 1 oder die vom Betreiber nach § 6 Abs. 1 Satz 2 festgelegte Frist für die sicherheitstechnische Kontrolle.

Bei den Angaben nach Nummer 1 sollte zusätzlich die Bezeichnung nach der vom Deutschen Institut für medizinische Dokumentation und Information (DIMDI) veröffentlichten Nomenklatur für Medizinprodukte eingesetzt werden. § 7 Abs. 2 Satz 3 gilt entsprechend.

(3) Die zuständige Behörde kann Betreiber von der Pflicht zur Führung eines Bestandsverzeichnisses oder von der Aufnahme bestimmter Medizinprodukte in das Bestandsverzeichnis befreien. Die Notwendigkeit zur Befreiung ist vom Betreiber eingehend zu begründen.

(4) Für das Bestandsverzeichnis sind alle Datenträger zulässig, sofern die Angaben nach Absatz 2 Satz 1 innerhalb einer angemessenen Frist lesbar gemacht werden können.

(5) Der zuständigen Behörde ist auf Verlangen beim Betreiber jederzeit Einsicht in das Bestandsverzeichnis zu gewähren.

§ 9 Aufbewahrung der Gebrauchsanweisungen und der Medizinprodukte- bücher

(1) Die Gebrauchsanweisungen und die dem Medizinprodukt beigefügten Hinweise sind so aufzubewahren, dass die für die Anwendung des Medizin- produktes erforderlichen Angaben dem Anwender jederzeit zugänglich sind.

(2) Das Medizinproduktebuch ist so aufzubewahren, dass die Angaben dem Anwender während der Arbeitszeit zugänglich sind. Nach der Außerbe- triebnahme des Medizinproduktes ist das Medizinproduktebuch noch fünf Jahre aufzubewahren.

Das EMV-Gesetz (EMVG)

Seit dem 01.01.1996 ist das EMV-Gesetz (Gesetz über die elektromagneti- sche Verträglichkeit von Geräten) in Kraft. Davon betroffen sind alle Produkte, die elektromagnetische Störungen (Elektrosmog) verursachen kön- nen oder deren Betrieb durch diese Störungen beeinträchtigt werden kann. Die Palette reicht damit vom einfachen Haushaltsgerät bis hin zum Kraftfahrzeug. Selbstverständlich sind darin auch alle elektrisch betriebenen medizinischen Geräte mit eingeschlossen, also auch die Gruppe der Ozongeräte.

Somit darf seit dem 01.01.1996 keines der oben genannten Produkte mehr ohne CE-Zeichen verkauft werden. Produkte mit CE-Kennzeichnung erfül- len laut Hersteller die Vorschriften des EMVG.

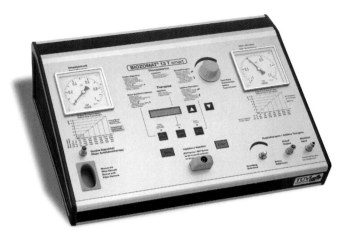

Abb. 7 Ozongerät Biozomat®[13]

---

[13] Fa. Clinico GmbH

Allgemeines zur Ozontherapie

Wichtige Hinweise zum Arbeiten mit Ozon

Das medizinische Ozon-Sauerstoff-Gemisch wird niemals über die Atemwege, sondern ausschließlich parenteral verabreicht. Ozon darf nicht in höheren Konzentrationen längere Zeit eingeatmet werden. Ozon reagiert besonders mit Fettsäuren (selektive Reaktivität) und greift daher den schützenden Phospholipidfilm der Alveolen an. Bei anhaltender und hoher Exposition reichen die Schutzmechanismen der Schleimhaut nicht mehr aus und es kommt zur Schädigung bis hin zum toxischen Lungenödem. Während die Eigenschaft gegenüber Fettsäuren im Blut ein gewünschter Effekt ist, ist die Inhalation von Ozon aus den genannten Gründen zu vermeiden. Aus diesem Grund hat die Deutsche Forschungsgemeinschaft für Ozon 1994 eine maximale Arbeitsplatzkonzentration (MAK-Wert) von 200 $\mu g/m^3$ (0,2 mg/m^3 = 0,2 ppm (Gewicht)) festgelegt. Dieser MAK-Wert galt für eine 42-Stunden-Woche, bei 8 Stunden täglicher Arbeitszeit. Bei kürzeren Einwirkungszeiten war eine entsprechend höhere Ozonkonzentration zulässig. 1995 wurde der MAK-Wert für Ozon ausgesetzt und es wird die niedrigste mögliche Konzentration gefordert.

Ozonkonzentrationen über 1,0 mg/m^3 reizen die Augen und Atmungsorgane. Je nach Ozonkonzentration und Einwirkdauer treten auf: Trockenheit der Nase und des Rachens, Hustenreiz, Niesreiz, Tränenbildung.

Die Geruchsschwelle liegt mit 0,015 ppm allerdings derart niedrig, dass sich das Ozon lange vor Erreichen des MAK-Wertes durch seinen unangenehmen Geruch bemerkbar macht; der typische Geruch des Ozons ist als „Höhensonnengeruch" jedem Therapeuten bekannt.

Bei auftretendem Ozongeruch ist:
• Das Ozongerät abzuschalten, für gute Durchlüftung des Raumes zu sorgen und der Raum bis zur vollständigen Ablüftung zu verlassen.

- Bei Ozon-Dauerentnahme der Dichtring des Schraubansatzes (Verbindungsstück Entnahmedüse - Begasungsschlauch) zu kontrollieren und falls notwendig zu ersetzen.
- Die Schlauchverbindung auf Dichtheit zu überprüfen.
- Ein defekter Kunststoffbeutel (bereits beim 1. Absaugvorgang erkennbar) zu ersetzen.
- Zu kontrollieren, ob die Stopfen an den Überlaufgefäßen des Ozon-Absaugers gut dichtend eingesetzt wurden.

Der „Destruktor" (Katalysator, der Ozon in reinen Sauerstoff zurückverwandelt) wird im Rahmen der jährlichen Überprüfung vom Kundendiensttechniker überprüft und gegebenenfalls ersetzt.

Es ist wichtig zu kontrollieren, dass die Netzspannung und die Installationen mit den auf dem Leistungsschild angegebenen Daten übereinstimmen. Die Netzzuleitung an den meisten Geräten ist eine handelsübliche Netzleitung mit Kaltgerätestecker und Schutzleiter.

Man muss sich vergewissern, dass der Behandlungsraum den Richtlinien für medizinisch genutzte Räume nach VDE 0107 für das Betreiben von Geräten, die Sauerstoff verbrauchen und abgeben, entspricht. Für die Sauerstoffversorgung wird ausschließlich „medizinischer Sauerstoff" verwendet. Dieser Sauerstoff ist nicht nur besonders rein, sondern auch frei von Feuchtigkeit. Feuchtigkeit setzt die Ozonleistung des Generators drastisch und unbestimmt herab. Der preiswertere technische Sauerstoff hat einen nicht unerheblichen Feuchtigkeitsgehalt.

Äther und Ätherabkömmlinge dürfen nicht mit Ozon in Verbindung gebracht werden, es könnten explosive Gemische entstehen.

Ozongeräte dürfen nicht unbeaufsichtigt betrieben werden, um eine Gefährdung der Patienten und des Bedienungspersonals durch unbeabsichtigte Funktionsabläufe sicher zu verhindern. Ozongeräte für medizinische Anwendungen dürfen ausschließlich mit medizinischem Sauerstoff betrieben werden. Es darf nur solches Einwegmaterial und Zubehör verwendet werden, welches vom Hersteller für den Betrieb der Geräte normgerecht entwickelt bzw. ausreichend getestet wurde.

Ozongeräte dürfen nur von solchen Personen betrieben werden, die vom Hersteller eingehend in die Handhabung der Geräte eingewiesen wurden.

Um perkutane und parenterale Übertragungen und Infektionen zu verhindern, sind konsequent die Hygieneregeln zu beherzigen – wie vor jedem operativen Eingriff. Zu der aseptischen Handlungsweise gehören bei Injektionen, Punktionen und Infusionen die hygienische Händedesinfektion, die sachgerechte Hautdesinfektion des Areals der Einstichstelle, die Verwendung von geschlossenen Blutentnahmesystemen sowie das Tragen von Einweghandschuhen immer dann, wenn es zu einem potentiellen Kontakt mit Blut, Blutprodukten oder Körperflüssigkeiten kommen kann.

Dies alles stets in der Annahme, dass eine Kontamination mit Problemkeimen bestehen kann, also auch mit dem hoch kontagiösen Hepatitis-C-Virus. Die Hepatitis wird wie AIDS unter anderem durch Blut übertragen.

Ein Infektionsrisiko besteht demnach bei Bluttransfusionen, invasiven Eingriffen mit kontaminierten Gerätschaften, aber auch bei nicht aseptischer Vorgehensweise bei Injektionen, Punktionen und Infusionen. Dies gilt gleichermaßen für den i.v.-Drogenmissbrauch sowie für Tätowierungen und Ohrpunktionen, wenn die hygienischen Anforderungen nicht erfüllt sind.

Umgang mit Sauerstoff im medizinischen Bereich

Für den Umgang mit Sauerstoff gelten folgende Regelwerke
*   Unfallverhütungsvorschrift „Sauerstoff“,
    Nr. BGV B7, (bis 1.1.1993: Bestell-Nr. VBG 62),
*   Merkblatt „Umgang mit Sauerstoff“
    Nr. BGI 617, (früher Bestell-Nr. ZH1/307),
*   Merkheft „Gefahren durch Sauerstoff“
    Nr. BGI 644, (früher Bestell-Nr. ZH1/383).
Nachstehend sind einige wichtige Punkte für den Anwender von Sauerstoff im medizinischen Bereich (Krankenhäuser, Sanitätseinrichtungen, Rettungsfahrzeuge usw.) aufgelistet.
*   Die Betriebsanleitungen und Herstellerhinweise für die verwendeten Geräte sind zu beachten.
*   Nur geschulte oder eingewiesene Personen dürfen mit Sauerstoff umgehen.
*   Die missbräuchliche Verwendung von Sauerstoff, wie z.B. das Kühlen und Verbessern der Umgebungsluft, das Abkühlen und Abstauben, Abblasen von Personen, Kleidung, Einrichtungen usw. ist besonders gefährlich und daher verboten.
*   Beim Umgang mit Sauerstoff ist Rauchen und Hantieren mit Zündquellen und offenen Flammen verboten.
*   Nach einem Aufenthalt in möglicherweise sauerstoffangereicherter Atmosphäre ist die Kleidung sehr sorgfältig zu lüften, denn der Sauerstoff haftet sehr gut in der Kleidung. Eine Zündquelle, z.B. eine brennende Zigarette, könnte einen Kleiderbrand verursachen.

• Nichtmetallische Werkstoffe dürfen im Hochdruckteil von Sauerstoffanlagen – also vor dem Druckminderer – nur verwendet werden, wenn sie nachweislich eine Ausbrennprüfung mit Sauerstoff unter maximal auftretendem Betriebsdruck bestanden haben.

Eigenschaften des Sauerstoffs

Gasförmiger Sauerstoff

Gasförmiger Sauerstoff oder Umgebungsluft mit erhöhtem Sauerstoffgehalt sind nicht brennbar, sie fördern aber die Verbrennung, wodurch eine erhöhte Brandgefahr entsteht.

Werkstoffe, die in Luft nicht brennen, können sehr lebhaft oder sogar spontan in Sauerstoff oder sauerstoffangereicherter Luft brennen. Dies gilt bereits für eine Anreicherung um wenige Prozent.

Öl und Fett (auch Salben und Gels) können bei Kontakt mit Sauerstoff explosionsartig reagieren.

Sauerstoff erhöht die Temperatur einer Flamme sowie die Verbrennungsgeschwindigkeit beträchtlich.

Flüssiger Sauerstoff

Sauerstoff in tiefkalt verflüssigtem Zustand hat eine sehr niedrige Temperatur (-183 °C), wodurch es bei Hautkontakt zu so genannten Kälteverbrennungen kommt. Haut und insbesondere die Augen sind durch Schutzkleidung und Schutzbrille zu schützen.

Viele Werkstoffe können, wenn sie mit tiefkalt verflüssigtem Sauerstoff in Berührung kommen, verspröden.

Bereits eine geringe Menge von verflüssigtem Sauerstoff führt bei Verdampfung zur Bildung einer großen Menge an gasförmigem Sauerstoff. (Aus einem Liter Flüssigsauerstoff entstehen etwa 850 Liter gasförmigen Sauerstoffs). Daher kann das Auslaufen von flüssigem Sauerstoff rasch eine gefährliche Sauerstoffanreicherung verursachen.

Tiefkalter Sauerstoff ist auch als Gas deutlich schwerer als Luft, sammelt sich am Boden an und kann in Öffnungen (z.B. Kanäle) und Räume eindringen und dort eine Sauerstoffanreicherung hervorrufen.

Umgang mit Sauerstoffgeräten

Geräte, Armaturen und Ventile für Sauerstoff sind öl- und fettfrei zu halten (auch keine Salben oder Gels verwenden) und vor Verschmutzung zu schützen. Öl und Fett dürfen niemals zum Schmieren von Teilen oder Anschlüssen von Flaschenventilen und Geräten für Sauerstoff verwendet werden. Mit Öl und Fett verunreinigte Geräte und Einrichtungen für Sauerstoff sind unverzüglich mit geeigneten Lösemitteln zu entfetten (siehe BG-Merkblatt/Information BGI 617 „Umgang mit Sauerstoff"). Auf keinen Fall mit verschmutzten Händen, verschmutzten Handschuhen oder verschmutzten Tüchern Arbeiten an Sauerstoffgeräten oder Einrichtungen durchführen.

Sauerstoffflaschen nur mit für Sauerstoff zugelassenem Druckminderer (Kennzeichnung „öl- und fettfrei" beachten!) benutzen. Nach Möglichkeit sollten Druckminderer nach EN 738 verwendet werden. Beim Anschluss von Druckminderern nur zugelassene (Original-)Dichtungen und metallische Verbindungselemente verwenden. Einstellbare Druckminderer müssen immer entlastet sein (Druckeinstellschraube ganz herausdrehen), bevor sie mit Drucksauerstoff beaufschlagt werden.

Die Ventile von Sauerstoffflaschen nur von Hand betätigen und nur langsam öffnen. Ventilöffnung und Handrad immer vom Körper weg gerichtet halten.

Sauerstoffflaschen gegen Umfallen oder Herabfallen sichern (z.B. mit Ketten oder Bügeln). Flaschen nicht werfen.

Sauerstoffflaschen dürfen nicht mit brennbaren Stoffen zusammen gelagert werden. Lagerort gut durchlüften.

Sauerstoffflaschen vor gefährlicher Erwärmung (über 50 °C) z.B. durch Heizkörper oder offene Flammen schützen.

Flaschen für medizinischen Sauerstoff dürfen nicht aus anderen Sauerstoffflaschen (auch wenn diese medizinischen Sauerstoff enthalten) befüllt werden; ausgenommen in zugelassenen Füllstellen.

Die Kennzeichnung an Sauerstoffflaschen (Prägung, Aufkleber, Farbmarkierung) nicht beschädigen, verändern oder beseitigen.

Sauerstoffflaschen mit Schäden (z.B. Ventil-, Brand-, mechanische Schäden) keinesfalls benützen. Flaschen deutlich kennzeichnen und den Gaslieferanten informieren.

Die Ventile von Sauerstoffflaschen auch mit angeschlossenem Druckminderer geschlossen halten, solange kein Sauerstoff entnommen wird.

Sauerstoffflaschen dürfen, außer bei Anwendung, nur mit zugelassenem Ventilschutz (z.B. Flaschenkappe) und mit ausreichender Sicherung gegen Verrutschen oder Umherrollen transportiert werden.

Der sichere Umgang mit Sauerstoff und die damit verbundene Vermeidung von Unfällen ist nur möglich, wenn die spezifischen Eigenschaften des Sauerstoffs bekannt sind und berücksichtigt werden.

Ozonzerfall in Glasspritzen

Ozon zerfällt nach einiger Zeit zu Sauerstoff. Dadurch ist es nicht möglich, ein O_2/O_3-Gemisch über längere Zeit in Spritzen oder Ampullen aufzubewahren. Man muss es deshalb am Behandlungsort erzeugen.

Die Zerfallsgeschwindigkeit hängt von mehreren maßgebenden Faktoren ab, nämlich von:

* der Oberfläche des Ozonbehälters (glatt – rau)
* dem Material des Ozonbehälters (Kunststoff – Glas)
* der Ruhestellung – Bewegung des Behälters
* der Gastemperatur
* der katalytischen Wirkung des Behälters
* der Zeit

Beispiel zur Verwendung des Diagramms:
Die Spritze wurde bei 20 °C mit 108 µg/ml gefüllt, welche Ozonkonzentration hat man nach zwei Stunden? Dazu geht man von dem 2-Stunden-Punkt auf der Abszisse senkrecht nach oben bis zum Schnittpunkt mit der 20°-Linie, von da waagerecht zur Ordinate, wo man 15,5 % abliest. Die Konzentration ist also 15,5 % von 108 µg/ml = 16,75 µg/ml.

Die Ausgangskonzentration betrug 42 µg/ml, die Temperatur 20 °C. Man suche den 50-%-Punkt (entsprechend 21 µg/ml auf der Ordinate), gehe wiederum waagerecht hinüber bis zum Schnittpunkt mit der 20-°C-Geraden und von dort senkrecht hinunter zur Abszisse; dort liest man die Halbwertszeit von 44 Minuten ab.

Man kann sich leicht einprägen: In einer 20-ml-Glasspritze bei 15 °C zerfällt die Hälfte des Ozons in einer Stunde. Bei dieser Temperatur ist also nach einer Stunde noch die Hälfte des Ozons vorhanden, nach einer weiteren Stunde davon wiederum um die Hälfte usw. Einen anschaulichen Überblick über die Zerfallsgeschwindigkeit bei verschiedenen Temperaturen gibt die so genannte

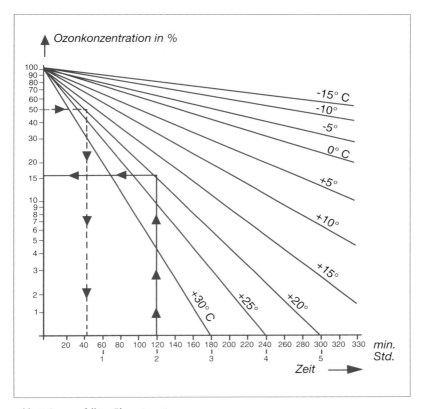

Abb. 8 Ozonzerfall in Glasspritzen[14]

Halbwertszeit $t_{1/2}$, das heißt die Zeit, in der die Hälfte der ursprünglich vorhandenen Substanzmenge zerfallen ist (siehe folgende Tabelle).

[14]   entnommen aus: Allgemeine Eigenschaften des Ozons, R. Viebahn-Hänsler, aus Ozon-Handbuch, ecomed 1995.

Temperatur [°C]	Halbwertzeit $t_{1/2}$ [Minuten]
30	26
25	35
20	44
15	58
10	76
5	110
0	139
-5	184
-10	256
-15	361

Tab. 1 Haltbarkeit des Ozons in Glasspritzen

Antikoagulation

Dosierungsempfehlung zur Antikoagulation[15]

Wenn Blut extrakorporal ozonisiert und anschließend reinfundiert werden soll, muss eine sichere Gerinnungshemmung durchgeführt werden. Prinzipiell kommen zwei Möglichkeiten in Betracht:

• die Verwendung von Natriumcitrat 3,13 %
• die Verwendung von Heparin.

Zur Anwendung kommen nur sterile, pyrogenfreie Zubereitungen, die für die i.v.-Applikation bzw. für die Große Eigenblutbehandlung hergestellt wurden.
    Prinzipiell ist von Stechflaschen abzusehen, da hier zu viele Möglichkeiten der Verunreinigung gegeben sind. Viele so genannte „Ozonzwischenfälle" ließen sich auf fehlerhaften Umgang mit Antikoagulanzien, besonders in Stechflaschenform, zurückführen.

---

[15] Empfehlung der Heilpraktiker-Gesellschaft für Ozontherapie e.V. (HPGO$_3$)

Natriumcitrat

Der Wirkungsmechanismus von Natriumcitrat beruht auf Calcium-Entionisierung. Die Blutgerinnung erfordert an verschiedenen Stellen die Anwesenheit von Calcium-Ionen. Gelöstes, komplex gebundenes Calcium genügt nicht – die Konzentration an Calcium-Ionen ist entscheidend.

Demzufolge lässt sich die Blutgerinnung durch jede Reaktion, die Calcium entionisiert, unterdrücken. Dabei kann das Calcium entweder durch das Natriumcitrat oder Na-EDTA gebunden werden, was sich prinzipiell nur in vitro durchführen lässt, da durch den Calciumentzug eine Tetanie ausgelöst würde. Eine *mäßige* Menge Blut, welche mit *Natriumcitrat* ungerinnbar gemacht wurde, lässt sich jedoch infundieren. Die Sicherheitsgrenze liegt bei einer Infusionsgeschwindigkeit von ca. 1 mg Natriumcitrat / min x kg Körpergewicht!

Eine sichere Gerinnungshemmung wird mit einem Mischungsverhältnis von 1 ml Natriumcitrat 3,13 % pro 4 ml Blut erreicht. Bei der Blutkörperchen-Senkungs-Reaktion (BSG) verwenden wir bekanntlich 0,4 ml Citrat 3,13 % sowie 1,6 ml Blut, was genau diesem Verhältnis entspricht.

Seit die GEB nach Prof. Wolff eingeführt wurde, hat sich für die Blutwäsche bei einer Blutmenge von 50 ml eine Citratmenge von 10 ml 3,13 % (= 313 mg) als ausreichend erwiesen. Selbst bei einer geringfügig größeren Blutmenge lässt sich die Blutgerinnung mit 10 ml Natriumcitrat noch ausreichend hemmen, sodass eine problemlose Reinfusion möglich ist.

Es ist jedoch dringend zu empfehlen, die Natriumcitratmenge bei Blutmengen von 60 ml und mehr entsprechend dem genannten Verhältnis zu erhöhen, wobei eine Gesamtmenge von 20 ml Natriumcitrat als Obergrenze gilt.

Somit ergibt sich aus diesem Grundwissen, dass sich das Natriumcitrat als Gerinnungshemmer sowohl bei Blutmengen über 100 ml als auch bei einer beschleunigten Blutreinfusion verbietet.

Heparin

Heparin ist eine körpereigene Substanz, die neben Histamin in hoher Konzentration in den Gewebs-Mastzellen, welche im perikapillären Bindegewebe besonders reichlich vorkommen, enthalten ist.

Besonders reich an Heparin sind die Leber, Lunge und das Bauchfell. Für die Therapie wird Heparin überwiegend aus Schweine-Mucosa isoliert.

Heparin wirkt über eine Hemmung der Umwandlungsenzyme Thrombokinase (Thromboplastin), Thrombin und eventuell des Faktors X. Es ist aufgrund der vielen Schwefelsäure-Reste die stärkste organische Säure, die im Säugetierorganismus vorkommt. Die starke negative Ladung scheint für die gerinnungshemmende Wirkung notwendig zu sein, da bei Salzbildung mit organischen Kationen, wie z.b. dem Protamin, die Wirkung aufgehoben wird.

Für eine sichere Blutgerinnungshemmung mit Heparin ist eine Menge von mindestens 6 i.E./ml Blut erforderlich. Für den Einsatz von Heparin bei der Ozontherapie empfiehlt sich folgende Vorgehensweise:

Man benötigt ein Heparinpräparat, das als Zugabe zur Infusion zugelassen bzw. i.v.-tauglich ist, wie z.b. Liquimin 5000, Fa. Roche (5000 i.E. Heparin in 0,5-ml-Ampulle), sowie sterile und pyrogenfreie 10-ml-Ampullen isotonischer Kochsalzlösung.

Beides muss frei von Konservierungsstoffen sein, da gerade diese als Allergene bekannt sind und Auslöser von Komplikationen sein können. Leider sind diese nicht ausweispflichtig und deshalb nicht auf der Packung als solche zu erkennen.

Besonders Heparin-Fertigspritzen sind ungeeignet, da diese für die s.c.-Injektion gedacht sind und deshalb sowohl durch das Reinigungsverfahren, als auch durch die Konservierungsstoffe für die i.v.-Applikation ungeeignet sind.

1 Ampulle Natrium-Heparin 0,5 ml wird mit einer 5-ml-Spritze aufgezogen und mit isotonischer NaCl-Lösung aus einer 10-ml-Ampulle durchmischt. Dadurch erhält man eine Lösung von ca. 10 ml mit 5000 i.E. Heparin (= 500 i.E. Heparin/ml).

Für eine GEB nach Prof. Wolff kann nun eine Mischung aus 1–2 ml dieser Lösung und einer weiteren 10-ml-Ampulle isotonischer NaCl hergestellt werden. Auch hiermit kann nun eine GEB mit 50–100 ml Blut durchgeführt werden.

Der Vorteil ist, dass sich durch die nun vorhandene 10-ml-Mischampulle an der Vorgehensweise gegenüber einer Ampulle Citrat nichts ändert. Das Volumen der 10-ml-Ampulle reicht aus, um die 1–2 ml Heparinlösung einzubringen und gleichzeitig eine geringe Menge für das Durchspülen der Butterfly in der Spritze zu belassen.

Für eine hyperbare Ozontherapie nach Dr. Kief wird die oben genannte Lösung (10,5 ml mit 5000 i.E. Heparin) wie folgt verwendet:

• Patienten, bei denen auch die pharmakologischen Eigenschaften des Heparins erwünscht sind, sowie Patienten mit sehr schlechten Blutfließeigenschaften:
Für eine Vakuumflasche Blut (150–250 ml Blut) werden 5 ml = 2500 i.E. Heparin zugegeben. So lässt sich also mit dieser Mischung eine Behandlung mit zwei Durchgängen (2-mal Blutentnahme von 150–250 ml Blut) durchführen.

• Patienten, bei denen nur der Mindestanteil an Heparin zugeführt werden soll:
Für eine Vakuumflasche Blut (150 – max. 200 ml) werden 2,5 ml = 1250 i.E. Heparin zugegeben.

Zusammenfassung – Gerinnungshemmung für die Ozontherapie

Es ist aus praktischer Erwägung wichtig, zwei Möglichkeiten der Gerinnungshemmung zur Verfügung zu haben. Aus den Kontraindikationen der Wirkstoffe (z.B. Allergie) ergibt sich das richtige Antikoagulanz. Gleich ob Natriumcitrat oder Heparin, es dürfen nur sterile und pyrogenfreie Präparate verwendet werden, die frei von Konservierungsstoffen sind. Schon aus diesem Grund scheiden Stechampullen aus, da diese Konservierungsstoffe enthalten müssen.

Die Erfahrung hat gezeigt, dass Unverträglichkeitsreaktionen nur in den seltensten Fällen dem Ozon zuzurechnen sind. Um die Verträglichkeit des Gerinnungshemmers zu testen, empfiehlt es sich zunächst, eine kleine Menge vorab zu verabreichen z.B. beim Durchspülen der Butterfly.

Calcium-Heparin und dessen Bedeutung in der Ozontherapie

Zur Gerinnungshemmung bei der Ozontherapie wird bisher in der Regel Natriumcitrat verwendet. Es ist jedoch möglich, dass bei Patienten mit bestimmten Erkrankungen einiger Stoffwechselorgane oder niedrigen Calciumwerten im Blut durch eine Reinfusion des für die Ozontherapie entnommenen Blutes es zu einer Verminderung von Calcium kommen kann. Dies kann zu empfindlichen Störungen der Stoffwechsellage sowie möglicherweise zu beginnendem Knochenabbau oder zu Krampferscheinungen führen. Es wird daher eine große Bedeutung einer Änderung der gerinnungshemmenden Substanz bei der Blutabnahme zur Ozontherapie beigemessen.

In einer Serie von In-vitro-Untersuchungen wurde von Dr. Harenberg, Uni Heidelberg, die Einsatzmöglichkeit und Dosierung von Calcium-Heparin mit folgendem Schluss geprüft.

Der Einsatz von 6 i.E. Calcium-Heparin/ml Blut zur Gerinnungshemmung kann als vollkommen ausreichend gelten. Auch bei Patienten mit einer Gerinnungssteigerung ist diese Dosierung ausreichend. Eine fachgerechte Applikation von Heparin zur Gerinnungshemmung in vitro mit 6 i.E. Calcium-Heparin/ml Blut kann daher aufgrund der vorliegenden Untersuchungen auch bei der Ozontherapie als zuverlässig gelten. Gleiches gilt für Natrium-Heparin.

Dr. med. Harald Kämper hat das Thema Nebenwirkungen durch Heparin aufgegriffen und im Intensivkurs „Notfallmedizin" anlässlich der 22. Arbeitstagung der Heilpraktiker Ozongesellschaft (HPGO₃) Daun/Vulkaneifel vorgetragen:

Als *häufigste Antikörper-vermittelte Arznei-Nebenwirkung* wird die Heparin-induzierte Thrombozytopenie vom Typ II (HIT II) genannt. 0,3–3 % aller Patienten, die mit unfraktioniertem Heparin behandelt werden, erleiden eine HIT II. Bei niedermolekularen Heparinen sind es 0,1–1 %. Diese lebensgefährliche Komplikation kommt durch die Entstehung von PF4-Heparin-IgG-Immunkomplexen, die sich an den Fc-Rezeptor der Thrombozyten anlagern (PF4 = Plättchenfaktor 4). Diagnostiziert wird HIT II primär klinisch. Labortests bestätigen die Diagnose, sind aber nicht 100%ig zuverlässig. Es kommt zu tiefen Beinvenen-Thrombosen und Lungenembolien, aber auch zu Verschlüssen der großen Gefäßarterien und der distalen Aorta, beidseitigen Nierenrinden-Nekrosen und erythematösen oder nekrotisierenden Reaktionen an der Injektionsstelle. Blutungen sind selten. Dringender Verdacht auf HIT II besteht, wenn binnen ein bis zwei Tagen die Thrombozytenzahl um 50 % oder mehr des Ausgangswertes abgesunken ist. Aus diesem Grund wird empfohlen vor einer Heparintherapie, am 5. Tag der Therapie und von da an alle drei Tage, die Thrombozytenzahl zu kontrollieren. Dies gilt besonders bei ambulanter Heparingabe. HIT II-Reaktionen können auch noch kurz nach dem Absetzen von Heparin auftreten. Allerdings kann ein Thrombozytenabfall nach dem 4. oder 5. Tag einer Heparintherapie auch bei anderen Erkrankungen auftreten: Eine Pseudo-Thrombozytopenie, eine Verbrauchskoagulopathie, eine Verlustkoagulopathie, andere Medikamenten-induzierte Thrombopenien und eine idiopathische thrombozytopenische Purpura stellen mögliche Differentialdiagnosen dar. (Quelle: Ärztliche Praxis 16.6.2000).

Auch bei der Großen Eigenblutbehandlung wird unfraktioniertes Heparin zur Antikoagulation eingesetzt. Im Gegensatz zur Heparintherapie wird eine wesentlich geringere Menge Heparin (maximal 5000 i.E.) bei jeder Behandlung benötigt. In der Regel wird die Behandlung 1- bis 2-mal wöchentlich durchgeführt.

Bisher ist noch kein einziger Fall bekannt geworden, bei dem es durch die Antikoagulation von Blut im Rahmen einer Ozontherapie (GEB) zu einer Thrombopenie vom Typ II (HIT II) gekommen ist. Aber die erhebliche Prävalenz von 0,3–3 % HIT II bei der Thromboseprophylaxe mit unfraktionierten Heparin machten es erforderlich, auf diese mögliche Komplikation hinzuweisen.

Verbesserung der Sauerstoffaufnahme durch Medikamente

Die Sauerstoffaufnahme des Organismus kann durch Medikamente verbessert werden. Es kommen dafür in Betracht

Pangamsäure

Die Pangamsäure wurde 1951 von E.T. Krebs entdeckt und damals als Vitamin B 15 bezeichnet. Nach der heutigen Auffassung benötigt der Mensch täglich 2 mg Pangamsäure, die in Aprikosenkernen, Reisschalen, Bierhefe, Ochsenblut und Pferdeleber besonders reichlich vorkommt. Die Ausscheidung erfolgt durch den Harn, die Fäzes und den Schweiß. Pangamsäure besitzt eine starke lipotrope und leberschützende Wirkung.

Pangamsäure gehört zu den Arzneimitteln, deren Wirkung erst nach einer Einnahmedauer von 3–4 Wochen klinisch und subjektiv feststellbar ist. Seine volle Wirkung zeigt es erst nach 2–3 Monaten.

In Versuchen, die an 121 Patienten mit chronischem, kompensiertem Leberschaden, Angina pectoris und psychosomatischen Symptomen durchgeführt wurden, wurde eine überzeugend gute Wirkung festgestellt. Nebenwirkungen konnten keine beobachtet werden.

Die Sauerstoffaufnahme des gesamten Zellgewebes wird erheblich verstärkt, insbesondere im Gehirn und im Herzen. Hieraus resultiert eine Stimulation der Glukoseoxidation.

Die toxische Wirkung von Atemgiften wie Zyaniden etc. wird stark herabgesetzt.

Aus den vielschichtigen Eigenschaften der Pangamsäure folgt eine große Indikationsbreite, die sich besonders auf die Therapie von Ischämien, Hypoxie und Anoxie erstreckt.

Mangelnde Koronardurchblutung und reduzierte Aufnahme von O_2 des Myokards, Angina pectoris, Koronarinsuffizienz, Nachbehandlung des Herzinfarkts lassen sich genauso gut therapieren wie zerebrale Insuffizienz, Zustände nach Apoplexie, Traumen oder Zerebralsklerose.

Zur Ergänzung der Ozontherapie kann Pangamsäure auch sehr gut eingesetzt werden zur Therapie der Raynaud-Krankheit und anderer peripherer Durchblutungsstörungen, bei der diabetischen Angiopathie, dem Sudeck-Syndrom sowie in der Geriatrie.

Durch die stark lipotrope Wirkung können chronische Lebererkrankungen infolge von Alkoholmissbrauch und falscher Ernährung, Fettleber sowie Zirrhose therapiert und erhöhte Fettwerte abgebaut werden.

Magnesium

Magnesium (Mg) liegt in der Zelle in 10- bis 15fach höherer Konzentration vor als extrazellulär. Der größte Teil des extrazellulären Magnesiums ist komplex an Enzyme, Nukleide und Struktureiweiß gebunden. Magnesium ist Coenzym zahlreicher Reaktionen der Oxidation, Synthese und des Transportes.

Alle Reaktionen der oxidativen Phosphorylierung an den Mitochondrien der Atmungskette benötigen Magnesium. Die energiereichen Phosphate werden in Form von Magnesiumkomplexen gespeichert. Auch die anaerobe Glykolyse ist von Magnesium anhängig. Kontraktion und Relaxation der Muskelfasern sowie der aktive Ionentransport am Sarkolemm setzen die Anwesenheit von Mg-ATP voraus, es ist daher für die Integrität der Zellen von größter Bedeutung.

Man nimmt an, dass im O_2-Mangel Magnesium aus seinen Chelatverbindungen, beispielsweise in den Mitochondrienmembranen, freigesetzt wird und in die ionisierte Form überführt wird. Ist der Zellstoffwechsel schwer geschädigt und sind die Speicher an energiereichem Phosphat aufgebraucht, kommt der aktive Ionentransport an der Zellmembran zum Erliegen. Die Zelle verliert große Mengen an Magnesium (und Kalium). Ein Einstrom von Calcium (und Natrium) folgt und führt zur Schwellung der Mitochondrien mit Ödembildung.

Aus zahlreichen Tierexperimenten weiß man, dass ein extra- und intrazellulärer Magnesiummangel die Mikrozirkulation verschlechtert. Dieser Zustand kann zu Vasokonstriktion und Arterienspasmus führen (Altura, B.M. und Altura, B.T., New York). Nächtliche Wadenkrämpfe sind oft ein Zeichen von Magnesiummangel.

In der Bundesrepublik ist der Magnesiumgehalt der Böden und damit der pflanzlichen Produkte aufgrund magnesiumarmer, künstlicher Düngung in den letzten Jahrzehnten drastisch gesunken (Ising). Darüber hinaus geht ein Teil des Elektrolyts im Zuge der industriellen Nahrungsmittelveredelung verloren.

In diesem Zusammenhang muss auch der unterschiedliche Magnesiumgehalt des Trinkwassers erwähnt werden. Obwohl umstritten, wäre es denkbar, dass der kardioprotektive Faktor der Wasserhärte auf seinem Anteil an Magnesium beruht.

Diätformen ohne Aufsicht eines Therapeuten (z.B. Abmagerungskuren) können einen akuten Magnesiummangel hervorrufen (Seelig). Zahlreiche Pharmazeutika wie Digitalis, viele Diuretika, Aminophyllin und Mineralkortikoide setzen den Magnesium-Serumspiegel herab.

Dies alles zeigt, dass zu einer vernünftigen Sauerstoff-Therapie ein ausgeglichener Magnesiumspiegel gehört.

Die Auffüllung verarmter Magnesiumspeicher sowie die praktische Umsetzung oben genannter physiologischer Effekte des Magnesiums im Zusammenhang mit der Sauerstoff-Therapie setzen eine Magnesiumsubstitution voraus, welche hoch dosiert sein muss, die – bei oraler Therapie – eine gute Resorption gewährleistet und bei der mit hoher Einnahmezuverlässigkeit zu rechnen ist.

Hier hat sich in besonderem Maße Magnesium als Dragee (Magnesium Verla® N) sowie als Konzentrat bewährt. Magnesium Verla® gibt es auch in Ampullenform[16].

Kombination der Ozontherapie mit der Sauerstoffinhalation

Dr. Bergsmann untersuchte vom Standpunkt der Pulmologie und der Leistungsphysiologie aus, ob durch Ozon-Sauerstoff-Therapie die respiratorische Sauerstoffaufnahme verändert wird. Es wurden Hyperoxieversuche durchge-

---

[16]   Weitere Literatur zu Magnesium bei Verla-Pharm Arzneimittel, 82327 Tutzing.

führt, bei denen 30 Minuten lang ein Luftgemisch mit 60 % Sauerstoff eingeatmet wurde. Vor und nach dem Versuch wurden Blutgasanalysen erstellt, da die Erhöhung des pO_2 nach dem Versuch Auskunft über die Fähigkeit der respiratorischen Sauerstoffverwertung gibt.

Nach 9 Ozoninjektionen, die intravenös[17] über eine Dauer von drei Wochen mit einer Konzentration von 16,5 µg O_3/ml durchgeführt wurden, es wurden jeweils 20 ml O_2/O_3 injiziert, war der pO_2-Wert nach 30 Minuten Sauerstoffinhalation deutlich höher als vor den Ozoninjektionen.

Dr. Bergsmann fasst folgendermaßen zusammen:

> Unsere Versuche haben einwandfrei bewiesen, dass bei unseren Patienten mit allgemeinen Regulationsstörungen auch eine Störung der Sauerstoffaufnahme besteht. Nach den Erkenntnissen der Lungenfunktionslehre ist die Ursache dafür eine Perfusionsverteilungsstörung mit Ausbildung eines Rechts-Links-Shunts erheblichen Grades.
>
> Die anhaltende Verbesserung der Sauerstoffaufnahme im Hyperoxieversuch durch O_2/O_3-Therapie muss – neben anderen Wirkmechanismen – durch den Abbau der Perfusionsstörung und damit des Shunts ausgelöst werden. Dies kann einerseits durch eine direkte Gefäßaktivität, die wir auch in den peripheren Rheogrammen festgestellt haben, und andererseits durch die ebenfalls beobachtete Vertiefung der Atembewegung bedingt sein.
>
> Das signifikante Absinken des arteriellen pH-Wertes ohne nennenswerte Veränderung des pCO_2 weist auf eine tiefgreifende Änderung des Blutchemismus, die wir derzeit noch nicht durchschauen können. Diskutierenswert erscheint die Möglichkeit, dass durch die Gefäßaktivität die periphere Durchströmung verbessert wird und so reichlich saure Valenzen ausgeschwemmt werden. Dafür spricht auch das Absinken des Base Excess, der von der Respiration unabhängig ist. Andererseits könnte die pH-Verminderung durch stärkere Oxygenierung des Hämoglobins bedingt sein, da oxygeniertes Hämoglobin eine stärkere Säure ist als desoxygeniertes Hämoglobin.

Im Zusammenhang mit der von M. v. Ardenne inaugurierten Sauerstoff-Mehrschritt-Therapie ist zu sagen, dass aus der signifikanten Verbesserung der respiratorischen Sauerstoffaufnahme zu schließen ist, dass die O_2/O_3-Thera-

---

[17] Anmerkung: Die intravenöse Ozoninjektion wird heute nicht mehr durchgeführt.

pie eine ideale Ergänzung zur Mehrschritt-Therapie darstellt: Durch eine intramuskuläre O_2/O_3-Injektion vor der Mehrschritt-Therapie wird die respiratorische Sauerstoffaufnahme verbessert und damit eine schnellere Erhöhung des arteriellen pO_2 erreicht, was ja der Sinn der Mehrschritt-Therapie ist.

Damit besteht aber keinerlei Konkurrenz zwischen beiden Therapieformen, vielmehr eine ideale Ergänzung.

Behandlungstechniken

Hautdesinfektion vor Venenpunktionen, i.m.-, s.c.- und i.c.-Injektionen

Allgemein ist darauf hinzuweisen, dass zur Hautdesinfektion vornehmlich Mittel auf der Wirkstoffbasis von Alkoholen verwendet werden sollten. Diese Präparate müssen frei von bakteriellen Sporen sein. Bei allen Hautdesinfektionsmitteln handelt es sich um zulassungspflichtige bzw. zugelassene Arzneimittel. Hierfür gilt das Arzneimittelgesetz.

Im Rahmen der Anwendung gibt der Hersteller von Arzneimitteln Empfehlungen, welche aus juristischen Gründen bei der Anwendung am Patienten einzuhalten sind. Die Anwendungsempfehlungen für Hautdesinfektionsmittel basieren auf standardisierten Testverfahren der Desinfektionskommission der DGHM. Diese Testverfahren bedingen differente Einwirkzeiten gegenüber früheren Empfehlungen gemäß RKI-Richtlinie (RKI = Robert Koch-Institut).

Während in der RKI-Richtlinie gefordert wird, dass zur Durchführung der Hautdesinfektion bei diesen Eingriffen sterilisierte Tupfer, welche bis zur Verwendung vor Rekontamination geschützt aufbewahrt werden, zu verwenden sind, haben wissenschaftliche Untersuchungen ergeben, dass der Keimreduktionseffekt durch das alleinige Aufsprühen des Hautdesinfektionsmittels und Abwarten der Einwirkzeit dem Tupferverfahren gleichwertig ist. Daher ist es für diese Eingriffe als ausreichend anzusehen, wenn das entsprechende Hautareal mit dem Desinfektionsmittel eingesprüht wird, ohne dass ein Tupfer verwendet wird. Die Einwirkzeit beträgt je nach Präparat zwischen 15 Sekunden und einer Minute, wobei aus Gründen der Praktikabilität vorzugsweise solche mit möglichst geringer Einwirkzeit verwendet werden sollten. Während der Einwirkzeit ist das Hautareal feucht zu halten, was nicht bedeutet, dass das Hautareal über die gesamte Einwirkzeit mit dem Desinfektionsmittel bearbeitet werden muss.

Von der Verwendung sterilisierter Tupfer, bereitgestellt in Tupferboxen, ist aufgrund folgender Ergebnisse abzuraten: Bei der Abklatschuntersuchung von primär sterilen Tupfern nach der nur einmaligen Öffnung der Tupferbox konnten sowohl aerobe wie anaerobe Sporen nachgewiesen werden. Eine Inaktivierung dieser Sporen, die über kontaminierte Tupfer bei der Desinfektion auf das betreffende Hautareal aufgebracht wurden, war bei der Einwirkzeit von bis zu einer Minute nicht zu erreichen.

Die Große Ozon-Eigenblutbehandlung (GEB)

Die Große Ozon-Eigenblubehandlung kann man als Nachfolger der HOT (Hämatogene Oxidationstherapie) nach Frederico Wehrli, einem Arzt aus Locarno, bezeichnen. Der Schweizer hat bereits in den 40er Jahren ein Gerät konstruiert, bei dem Blut durch eine Quarzglasröhre geführt wurde, und mit UV-Licht bestrahlt wurde. 1956 stellte Prof. Dr. Wehrli dann ein Therapiegerät vor, bei dem das Blut mit Sauerstoff aufgeschäumt und gleichzeitig mit UV-Licht bestrahlt wurde.

Heute verfügt man über Einwegsysteme. Das zu behandelnde Blut (50–80 ml) wird natürlich für kurze Zeit ungerinnbar gemacht. Das behandelte Blut wird wieder in den venösen Kreislauf zurückgegeben.

Neuere Untersuchungen zeigen, dass ein besonderer Effekt durch die UV-Bestrahlung erreicht wird. Selbst bei ausschließlicher UV-Bestrahlung von venösem Blut können die positiven Eigenschaften (Verbesserung der Fließfähigkeit der Erythrozyten, bessere Sauerstoffabgabe) gemessen werden. Offensichtlich ist der bereits im Blut (auch im venösen Blut) vorhandene Sauerstoff ausreichend. Durch Messungen konnte gezeigt werden, dass durch die UV-Bestrahlung des Blutes bei definierter Eindringtiefe ausreichend Aktivsauerstoffstufen erzeugt werden können. Während alle unsere Zellen mit diesen „Sauerstoffradikalen" hervorragend umgehen können, ist eine Krebszelle nicht mit den natürlichen Enzymen zur Neutralisierung dieser ausgestattet. Diese Eigenschaft wird auch bei der begleitenden Behandlung von Tumorpatienten positiv ausgenutzt.

Wolff begann 1958 mit der Großen Eigenblutbehandlung, indem er
* genau bemessene Ozonmengen
* bei bekannten Ozonkonzentrationen
* mit wählbaren Blutmengen zur gegenseitigen Reaktion brachte und dann reinfundierte.

1968 wurde diese Methode von Wolff veröffentlicht und inzwischen wird sie mehrfach vereinfacht von vielen Therapeuten täglich angewandt. Nachdem man meist 50 ml Blut entnommen und in einer sterilen Transfusionsflasche unter dem Zusatz von entweder Natriumcitrat 3,13 % oder Natrium-Heparin bzw. Calcium-Heparin ungerinnbar gemacht hat, wird eine genau dosierte Menge von O_2/O_3-Gemisch in die Flasche injiziert. Blut und O_2/O_3 lässt man miteinander reagieren, indem man es leicht kreisend verschüttelt. Dieses ozonisierte Eigenblut wird dann reinfundiert. Dabei gilt für 100 ml Blut: Große Ozonmengen (> 6000 µg) wirken immunsuppressiv. Kleine Ozonmengen (< 6000 µg) wirken anregend!

Begonnen wird die Behandlung etwa mit einer Konzentration von 1 mg O_3 (1000 µg O_3) auf 50 ml Blut. Langsam wird dann bei einer Behandlungsfrequenz von etwa zwei Behandlungen pro Woche auf die entsprechende therapeutische Dosis erhöht.[18]

Bei starken Zerebralsklerosen empfiehlt es sich mit niedereren Konzentrationen als 1000 µg O_3 auf 50 ml Blut zu beginnen, da bei Konzentration über 1000 µg nach der Erfahrung des Autors Schwindel auftreten kann. Bei 600 µg tritt dieser meist nicht mehr auf.

Die Zugabe von Injektionsmitteln in das ozonisierte Blut ist zu unterlassen. Es ist sonst nicht auszuschließen, dass sich Ozonide auch von Medikamenten bilden, die dann eine starke Wirkung zeigen und Zwischenfälle auslösen können.

Die Erfahrung hat gezeigt, dass Injektionen im Anschluss an die Ozonbehandlung keine Nebenwirkungen zeigen.

Bei der Eigenblutbehandlung wird die Integrität eines Abwehrmechanismus des Organismus, das heißt die Haut, durchbrochen und ein direkter Zugang zum Blutkreislauf-System geschaffen; zunehmend mehr bei Patienten mit einer Immunschwäche. Aus hygienischen Gründen hat die Vorgehensweise daher unter streng aseptischen Kautelen zu erfolgen, entsprechend denjenigen eines operativen Eingriffes. Verstöße dagegen können als Vernachlässigung der ärztlichen Sorgfaltspflicht strafrechtlich geahndet werden (Infektionsschutzgesetz (IfSG), UV-Gesundheitsdienst, RKI-Richtlinien). Da es sich bei der Großen Ozon-Eigenblutbehandlung um eine Eigenbluttransfusion handelt, sollte die Behandlung nur vom Arzt oder Heilpraktiker und nicht vom Personal ausgeführt werden.

---

18 Die Konzentrationen sind dem Abschnitt „Anwendungsgebiete der Ozontherapie" oder den Tabellen zu entnehmen (siehe S. 140ff.).

Es dürfen grundsätzlich nur Einwegartikel verwendet werden. Die Durchführung der Großen Eigenblut-Behandlung hat in einem geschlossenen System zu erfolgen. In der Praxis haben sich verschiedene Methoden bewährt.

Technik

Bei der Großen Eigenblutbehandlung besteht die Möglichkeit, das Blut, das dem Patienten entnommen wird, entweder durch einen Zusatz von Natriumcitrat 3,13 % ungerinnbar zu machen, oder aber es zu heparinisieren. Eine sichere Gerinnungshemmung wird mit einem Mischungsverhältnis von 1 ml Natriumcitrat 3,13 % auf 4 ml Blut erreicht. Es ist jedoch dringend zu empfehlen, die Natriumcitratmenge bei Blutmengen von 60 ml und mehr entsprechend dem genannten Verhältnis zu erhöhen, wobei eine Gesamtmenge von 20 ml Natriumcitrat als Obergrenze gilt.

Natriumcitrat jedoch ist in der Lage, freie Calciumionen des Blutes an sich zu binden und dadurch eine Hypokalzämie hervorzurufen. Die Gefahr tetanoider Reaktionen ist bei der Verwendung von Natriumcitrat nicht auszuschließen.

Bei der Verwendung von Natriumcitrat empfiehlt sich „Natriumcitrat zur HOT"[19], das speziell für die HOT-Behandlung konzipiert wurde. Es enthält neben Natriumcitrat und der für die physiologische Konzentration nötigen Menge NaCl Magnesiumsulfat; somit wird die ausreichende Zufuhr des Spurenelementes Magnesium, das wichtig ist für Oxidationsvorgänge im Körper, gewährleistet. Es kann aber auch jedes andere Natriumcitrat 3,13 % verwendet werden. (Siehe auch Dosierempfehlungen zur Antikoagulation S. 50).

Bevor man mit der Behandlung beginnt, richtet man sich ein Tablett mit folgenden Gegenständen:
- 1 Vakuum-Flasche 250 ml, z.B. Fa. Clinico
- 1 Transfusionsbesteck, z.B. Sangofix N
- 1 Keimstopp-System, z.B. Transfer-Set Fa. Clinico
- 1 10-ml-Ampulle Natriumcitrat 3,13 % steril, pyrogenfrei oder 1 Ampulle Natrium-Heparin 0,5 ml wird mit einer 5-ml-Spritze aufgezogen und mit isotonischer NaCl-Lösung aus einer 10-ml-Ampulle durchmischt. Dadurch erhält man eine Lösung von ca. 10 ml mit 5000 i.E. Heparin (= 500 i.E. Heparin/ml).

---

[19]   Natriumcitrat zur HOT; Ampullen à 10 ml (Wecoton Naturarzneimittel GmbH; Freiburg)

- 1 Einmalkanüle Nr. 1 oder besser 60 mm lange Kanüle
- 1 Venofix 1,1 mm
- Gummihandschuhe
- 1 Stauschlauch bzw. Venenstauer
- 1 Einmalspritze 50 ml
- 1 Tupfer mit Alkohol getränkt 70 % oder Spray
- 1 trockener Tupfer
- 1 Pflaster mit kleiner Wundauflage
- 2 Streifen Leukosilk 1 cm breit ca. 3 cm lang

Arbeitsweise

Die GEB wird am liegenden Patienten ausgeführt.
1. Von der Vakuum-Flasche wird die Kunststoffkappe entfernt, der Gummi wird mit einem Desinfektionsspray desinfiziert. Antrocknen lassen.
2. Man entnimmt das Transfusionsbesteck der Verpackung und verschließt den Regulator.
3. Das Transfusionsbesteck wird in den großen Kreis des Gummistopfens der Vakuum-Flasche eingestochen.
4. Das Keimstopp-System (= Transfer-Set) wird der Verpackung entnommen, die Rollenklemme geschlossen und die Kanüle in das Kreuz der Flasche eingestochen.
5. Eine Kanüle Nr. 1 (oder 60 mm lange) wird auf das Schlauchende des Transfusionssystems aufgesetzt und in die Natriumcitrat-Ampulle bzw. in die Ampulle mit dem Heparin-Kochsalz-Gemisch eingeführt.
6. Der Regulator wird geöffnet und der Inhalt der Ampulle in das System gesogen.
7. Venofix (Flügelkanüle 1,1) wird der Verpackung entnommen und auf das Schlauchende des Transfusionssystems gesetzt, die Flasche wird aufgehängt.
8. Gummihandschuhe anziehen.
9. Die Haut über der gestauten Vene (am besten Kubitalvene) wird desinfiziert, die Kanüle eingestochen und mit Klebestreifen fixiert.
10. Durch Öffnen des Regulators werden etwa 50–100 ml Blut in die Vakuum-Flasche gesogen, dann wird der Regulator verschlossen.
11. Mit einer 50 ml Einmalspritze (ozonfest) wird am Ozongerät über einen Filter die benötigte Menge des Ozon-Sauerstoff-Gemisches entnommen.

12. Das Keimstopp-System (= Transfer-Set) wird mit der Spitze verbunden, die Rollenklemme geöffnet, dadurch wird das Ozon-Sauerstoff-Gemisch in die Flache gesogen.
13. Die Rollenklemme schließen und die Spritze entfernen.
14. Die Flasche kreisend bewegen bis die Farbe des Blutes deutlich in Hellrot umschlägt.
15. Vor der Reinfusion muss sichergestellt werden, dass die Tropfkammer so weit mit Blut gefüllt ist, dass der Blutfilter vollständig bedeckt ist – das Transfusionsbesteck muss vollständig entlüftet sein.
16. Die Flasche entlüften, indem die Rollenklemme des Keimstopp-Systems geöffnet wird.
17. Man öffnet die Rollenklemme des Transfusionssystems und stellt eine Tropfenzahl von 60–80 Tropfen/Minute ein. Die Sicherheitsgrenze liegt bei der Verwendung von Natriumcitrat bei einer Infusionsgeschwindigkeit von ca. 1 mg Natriumcitrat / min x kg Körpergewicht.
18. Nach Beendigung der GEB entfernt man die Kanüle aus der Vene und deckt die Einstichstelle mit einem sterilen Wundverband ab.

Im Laufe der Zeit haben sich die unterschiedlichsten Behandlungstechniken ergeben. Dazu kommt, dass viele Ozongerätehersteller ihr eigenes System zur GEB entwickelt haben. Die hier genannte Methode eignet sich nach Ansicht des Autors sehr gut für den Therapieanfänger, da genügend Zeit für die einzelnen Behandlungsschritte bleibt.

Im Prinzip kann man nach Wolff von folgenden therapeutischen O_3-Mengen ausgehen:

rheumatische Erkrankungen	6600 µg O_3
bei Arteriosklerose	900 µg O_3
zur Umstimmungstherapie	1000 µg O_3
bei der Parkinson Krankheit	1300 µg O_3
bei der Hyperlipidämie	1900 µg O_3
bei der akuten Hepatitis	9800 µg O_3
zur Bekämpfung banaler Infekte	2000 µg O_3

Tab. 2 Ozonkonzentrationen bei der Großen Eigenblutbehandlung (GEB)

Die von Wolff genannten Werte von 6600 und 9800 µg lassen sich jedoch bei der heute vorgeschriebenen Arbeitsweise bei der GEB nicht mehr erreichen. Nur durch die Technik der hyperbaren GEB nach Dr. Kief ist es möglich größere Ozonmengen zu verabreichen.

Die GEB-Behandlung mit Ozon ist eine einfach durchzuführende, risikoarme Methode mit guten therapeutischen Erfolgen. Auf der Grundlage umfassender biochemischer Überprüfungen und Testreihen und in der Kenntnis der physiologischen verträglichen Infusionsabläufe empfiehlt die Ärztliche Gesellschaft für Ozontherapie eine Blutmenge von 50 bis 100 ml und Ozondosierungen von 500 bis 3000 µg pro Behandlung, bei einer Reinfusionsgeschwindigkeit von 60–90 Tropfen/Minute entsprechend einer Infusionszeit von etwa 15 Minuten.

Zur Durchperlung des O_2/O_3-Gasgemisches durch das Blut sollte möglichst eine Ozonkonzentration unter 40 µg/ml zur Anwendung kommen oder die Durchperlungszeit erhöht werden.

Verwendung von Glasspritzen bei der GEB[20]

Trotz mehrfacher Veröffentlichungen gibt es immer wieder Ozontherapeuten, die bei der Großen Eigenblutbehandlung eine Glaszylinderspritze zur Übertragung des Ozon-Sauerstoff-Gasgemisches in die Vakuumflasche benutzen. Auch wenn es natürlich möglich ist, eine Glas-Ultra-Asept-Spritze ordnungsgemäß nach jedem Gebrauch zu zerlegen, zu reinigen und zu sterilisieren (wenngleich bei sachgemäßer Handhabung keine Kontamination mit Blut möglich ist), entspricht dies nicht mehr dem möglichen und gefordertem Sicherheitsstandard. Bei einem Arzt wurde eine möglicherweise mit Blut kontaminierte Glasspritze sichergestellt, nachdem es dort zu einer HCV- und HIV- Infektion gekommen war. Da der mehrfache Gebrauch der nicht sterilisierten Glasspritzen nachgewiesen wurde, kann diese Tragödie nicht der Ozontherapie, sondern nur der strafbaren Vernachlässigung der Sorgfaltspflicht angelastet werden. Sicher ist, dass eine mikrobielle und virale Kontamination des Transfusionsgerätes, des extrakorporal mit Ozon-Sauerstoff-Gasgemisch behandelten Blutes und damit des Patienten ausgeschlossen ist, wenn aus dem Ozongenerator mittels 50 ml Einwegspritze das Ozon-Sauerstoff-Gemisch entnommen und per Einweg-Übertragungsset (z.B. Transfer-Set, Art.Nr. 24103000, Fa. Clinico) in die Vakuumflasche eingebracht wird.

[20] Empfehlung der $HPGO_3$

Tipp:
Um eine saubere Entnahmedüse zu gewährleisten empfiehlt es sich, diese
ständig mit einem Mikrofilter zu verschließen (nicht jeder Ozongenerator hat
einen Verschlussdeckel für die Entnahmedüse).
Vor jeder kleinen Eigenblutbehandlung mit Ozon (nach Dr. Windstosser)
wird mit einem neuen sterilen Mikrofilter (als sterile Verbindung Ozongenerator – 10-ml-Spritze) das Ozon-Sauerstoff-Gemisch entnommen.

Die hyperbare Ozontherapie

Die hyperbare Ozontherapie wurde von Dr. med. Horst Kief entwickelt. Im
Gegensatz zur GEB wird die gesamte Therapie automatisiert und die Reinfusion wird unter Druck durchgeführt.

Prinzip und Verwendung der Geräte

Das hyperbare Ozongerät dient – unabhängig vom Hersteller – dazu, Blut des
an das Gerät angeschlossenen Patienten in eine Glasflasche abzunehmen, um
es dann zu ozonisieren und danach unter Druck zu reinfundieren.

Technik

Eine Vene des Patienten wird punktiert und über eine Blutleitung mit der
Flasche verbunden. Eine Einwegflasche, in der sich ein Gerinnungshemmer
befindet wird durch eine Ozon-Vakuum-Sauerstoff-Leitung an das Gerät angeschlossen. Nach Einschaltung der Vakuumpumpe wird die gewünschte
Blutmenge angesaugt und das Restvolumen der Einwegflasche bei konstan-
tem Vakuum gehalten.
Dem evakuierten Raum der Einwegglasflasche wird das Sauerstoff-Gas-
Gemisch zugeführt. Nach der Ozonisierung schaltet das Gerät auf Sauerstoff-
druck um. Nach Vermischen des Blutes mit dem Ozon-Sauerstoff-Gemisch
kann es durch regelbaren Druck reinfundiert werden. Die vorgeschriebenen
Sicherheitseinrichtungen dienen nur der zusätzlichen Sicherheit, für den Fall,
dass der Behandler unfähig ist, die durch geringen Druck unterstützte Reinfu-

sion rechtzeitig zu beenden. Das Einsetzen der Luftfalle zeigt, dass der Behandler zu spät reagiert hat.

Diese Technik kann sich je nach Gerätetyp ändern. Auf eine detaillierte Darstellung wird deshalb hier verzichtet. Die hyperbare Ozontherapie darf nur nach ausführlicher Einweisung durch den Gerätehersteller durchgeführt werden.

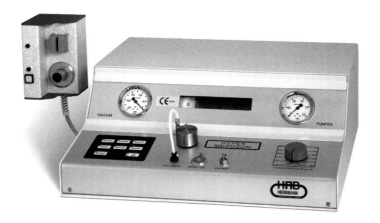

Abb. 9 Hyperbares Gerät[21]

Geräte zur hyperbaren Ozontherapie gehören zur Gerätegruppe 1 der Medizinprodukte-Betreiberverordnung und dürfen erst dann in Betrieb genommen werden, wenn das Gerät am Betriebsort durch den Hersteller oder Lieferanten auf seine Funktion geprüft wurde und wenn der für die Anwendung des Geräts Verantwortliche in die Handhabung des Gerätes ordentlich eingearbeitet ist. Die sicherheitstechnischen Kontrollen sind unbedingt zu beachten.

Funktionsausfälle oder -störungen an medizinisch-technischen Geräten der Gruppe 1 oder 3, die zu einem Personenschaden geführt haben, sind der zuständigen Behörde unverzüglich anzuzeigen. Siehe Verordnung über das Errichten, Betreiben und Anwenden von Medizinprodukten (Medizinprodukte-Betreiberverordnung, S. 35).

[21]   Hyper Medozon, Fa. Hermann Apparatebau GmbH.

Die intramuskuläre Ozoninjektion

Bei der intramuskulären Ozoninjektion können jeweils 10 ml des Ozon-Sauer-stoff-Gemisches in die rechte und linke Gesäßhälfte intramuskulär injiziert werden.

Diese Art der Ozonbehandlung wird angewandt
* bei der Behandlung von Krebskranken
* postoperativ
* bei der Behandlung von chronischen Schmerzzuständen.

Nach Varro wird eine Konzentration von 27 µg/ml O_3 benützt. Diese Ozon-konzentration entspricht einer Gesamtmenge von 540 µg täglich pro Patient.
Dr. Varro bezeichnet diese Menge als „Goldener Schnitt" und stellt fest, dass ein Überschreiten dieser Dosis keine dauerhafte Besserung für den Krebskranken und ein Unterschreiten der Menge einen merklichen Lei-stungsabfall mit sich bringt. Professor Dr. Dr. Herget von der Uni Gießen, wo die intramuskuläre Injektion mit Erfolg angewendet wird, stellt fest, dass eine gleichzeitige durchgeführte Strahlentherapie besser vertragen wird.
Gleichzeitig mit dem Ozon darf keine Injektion mit Medikamenten im gleichen Gesäßareal vorgenommen werden, um Infiltrate, die sonst vereinzelt auftreten können, zu vermeiden. In der Schmerzambulanz der Universität Gießen wird diese Therapie in Verbindung mit der Neurotherapie, die haupt-sächlich aus Akupunktur und der zusätzlichen Medikation mit phytothera-peutischen bzw. homöopathischen Arzneimitteln besteht, angewandt bei
* Arthrosen
* Migräne – vasomotorischem Kopfschmerz
* Post-Zoster-Neuralgie
* Schulter-Arm-Syndrom
* Zervikalsyndrom

Die Ozoninjektionen erfolgen während der gesamten Behandlungsdauer stets im Anschluss an die Neurotherapie. Es werden Ozongemische in einer Konzentration von 27 µg/ml oder 33 µg/ml verwendet. Jeweils 10 ml werden in den rechten und linken Gesäßmuskel injiziert. Man beginnt dabei z.B.

1. Behandlung	140 µg	=	7	µg/ml
2. Behandlung	230 µg	=	11,5	µg/ml
3. Behandlung	330 µg	=	16,5	µg/ml
4. Behandlung	460 µg	=	23	µg/ml
5. Behandlung	540 µg	=	27	µg/ml

Tab. 3 Konzentrationen bei der Schmerzbehandlung

Technik

Bevor man mit der Behandlung beginnt, richtet man sich ein Tablett mit folgenden Gegenständen:
- 1 10-ml-Spritze, ozonfeste Einmalspritze
- 1 Kanüle Nr. 1
- 1 Alkoholtupfer oder Spray zur Desinfektion
- 1 Mulltupfer.

Arbeitsweise
1. Man lässt den Patienten mit freiem Gesäß liegen.
2. Aus dem Ozongenerator wird das Gas entnommen, dabei muss die Spritze einmal entleert und wieder gefüllt werden, um zu gewährleisten, dass sich nur Ozon-Sauerstoff-Gemisch und keine Luft in ihr befindet. Eine 1er-Kanüle wird auf die Spritze gesetzt.
3. Die Injektionsstelle wird desinfiziert, die Kanüle eingestochen und nachdem man sich durch leichtes aspirieren vergewissert hat, dass nicht versehentlich ein Gefäß getroffen wurde, werden langsam 10 ml injiziert.
4. Die Kanüle wird herausgezogen, das injizierte O_2/O_3-Gemisch mit dem Tupfer verrieben.
5. Dasselbe wiederholt man am anderen Gesäßteil.
6. Die Injektionsstellen mit Schnellverband abdecken.

Die intraartikuläre Ozoninjektion

Die intraartikuläre Ozoninjektion sollte dem Facharzt für Orthopädie oder der Unfallchirurgie vorbehalten werden! Die Ergebnisse dieser Therapeuten sind überzeugend und erfolgversprechend. Je nach Größe des Gelenks werden 20–300 µg Ozon steril direkt in das betroffene Gelenk injiziert. Die Gasmengen sind dabei dem entsprechenden Gelenk anzupassen.

bei kleinen Gelenken wie denen der Finger	20– 40 µg
bei mittelgroßen Gelenken wie an Hand oder Schulter	80–100 µg
bei großen Gelenken wie Knie oder Hüfte	200–300 µg

Tab. 4 Konzentrationen bei der intraartikulären Injektion

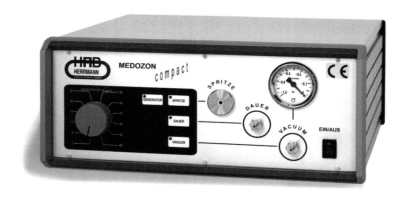

Abb. 10 Tragbares Ozongerät: ideal für Hausbesuche[22]

Infektionsprävention

Gelenkinjektionen erfordern besondere asepitsche Kautelen! (s. Richtlinie der Deutschen Gesellschaft für Orthopädie und Traumatologie 1988).
• Keine Injektionen bei allgemeinen oder lokalen Infektionen sowie Hautschäden in der Umgebung der Einstichstelle.

[22] Medozon Compact, Fa. Herrmann Apparatebau GmbH

- Chirurgische Händedesinfektion, sterile Schutzkleidung, sterile Handschuhe, sterile Abdeckung
- Hautdesinfektion des Hautareals um die Injektionsstelle mit einem Hautdesinfektionsmittel auf Alkoholbasis durch sattes Einsprühen und Verreiben mittels eines sterilen Mulltupfers. Gemäß RKI-Richtlinie soll die Einwirkzeit des Desinfektionsmittels mindestens zweimal 2 $\frac{1}{2}$ Minuten betragen. (Siehe auch „Hautdesinfektion vor Venenpunktionen, i.m.- s.c.- und i.c.-Injektionen", S. 61)
- Entnahme des Ozon-Sauerstoff-Gases mit einer sterilen, 50-ml-Einmalspritze über einen aufgesetzten Bakterienfilter am Ventil des Ozongerätes.
- Für die Injektion Verwendung einer sterilen oder dünnen, langen Einwegkanüle z.B. 0,8 x 40 mm (Gr. 2) oder 0,6 x 60 mm.
- Abdecken der Injektionsstelle mit Wundschnellverband.

Die Kleine Ozon-Eigenblutbehandlung (KEB) nach Windstosser

Bei der „Ozon-Eigenblutbehandlung" wird die Eigenblutbehandlung, die Bier in den 20er Jahren probagierte, mit der Ozontherapie kombiniert.

Sowohl bei der Großen als auch bei der Kleinen Ozon-Eigenblutbehandlung wird das Blut durch die bekannten biochemischen Mechanismen verändert. Das ozonisierte Blut erfüllt somit die Bedingung, damit es im Organismus die erstrebte Wirkung entfalten kann.

Das Ozon allein, z.B. i.m. injiziert, beeinflusst ebenfalls die Immunlage. Schon Fisch stellte die Hypothese über die entzündungsregulierende Wirkung des Ozons auf, indem es vor allem die Absonderung von Abbaufermenten hemmt und alle Fermentaktivitäten am Entzündungsort schwächt. Das Ozon schaltet sich so in die neuro-endokrine Kybernetik der Hypothalamus-HVL-NNR-Achse ein. Diese Ansicht wurde durch Fisch mit histopathologischen Bildern bekräftigt.

1973 referierte Windstosser darüber, der diese Therapie seit 1968 mit Erfolg anwendet und über 1000 Patienten mit etwa 10000 Einzelanwendungen behandelte. Ca. 90 % dieser Patienten waren Krebskranke oder Krebsgefährdete. Windstosser suchte eine Möglichkeit die HOT-Methode zu vereinfachen und entwickelte die nach ihm benannte Ozon-Eigenblutbehandlung. O_2/O_3-Gemisch wird mit venös entnommenem Blut vermischt und i.m. injiziert.

In der Praxis Balkanyi, Zürich, wird die KEB mit Ozon (KEBO) zur Immunmodulation eingesetzt. Es ist schon seit langem bekannt, dass bei der reinen Eigenblutbehandlung durch das Variieren der Blutmenge ebenfalls die Immunlage moduliert werden kann. Die KEBO bietet somit einen großen Spielraum, indem der jeweiligen Krankheit und dem aktuellen Zustandsbild Rechnung getragen werden kann. Durch die Variationsmöglichkeit sowohl der Ozon- als auch der Blutmenge ergeben sich bei der KEBO Anwendungsbereiche, die sich über die bisherigen Indikationen hinaus erstrecken.

Die Dosierung, sowohl der Blut- als auch der Ozonmenge, richtet sich nach den üblichen Kriterien bei der reinen Eigenblutbehandlung. Sie variiert zwischen 1 und 10 ml Blut. Das gleiche gilt auch für die Gesamt-Ozonmenge, die sich weitgehend auch nach der Blutmenge richten muss. Sie beträgt zwischen 20 und 600 µg, wobei für eine Immunstimulation im Durchschnitt 100 µg Ozon auf 5 ml Blut benötigt werden. Beabsichtigt man eine immunsuppressorische oder umstimmende Wirkung zu erreichen, empfiehlt sich die Große Ozon-Eigenblutbehandlung, da die für eine immunsuppressorische bzw. umstimmende Beeinflussung erforderliche größere Ozonmenge auch eine größere Blutmenge von 50–100 ml benötigt.

Der Durchbruch der Ozon-Sauerstoff-Therapie in der Immunologie gelang noch nicht, da bisher weitgehend empirische, zum Teil differierende Ergebnisse vorliegen. An der technischen Universität Wien wird seit 1984 eine immunologische Langzeitstudie über die immunologische Beeinflussung der O_2/O_3-Therapie durchgeführt.

Indikationen für die Kleine Ozon-Eigenblutbehandlung sind:[23]
- Abszess
- Acne vulgaris
- Adnexitis chronica
- Allergosen – Haut und Schleimhäute
- Asthma bronchiale
- Bronchitis, rezidivierend und chronisch
- Colitis mucosa et ulcerosa
- Cystitis chron., eventuell Körperhöhlenbegasung
- Dekubitus, nebst Unterdruckbegasung

---

[23] Einige dieser Erkrankungen dürfen vom Heilpraktiker nicht behandelt werden. Dies gilt z.B. für die Gingivitis (Gesetz über die Ausübung der Zahnheilkunde), die Hepatitis (IfSG) und Herpes genitalis-Infektionen (IfSG: sexuell übertragbare Infektionskrankheiten).

- Fistel, additiv nebst Unterspritzung mit 03/02 und Insufflation
- Fluor genitalis, nebst Körperhöhlenbegasung (Candida und bakteriell)
- Frakturen, schlecht heilende
- Furunkulose
- Geriatrie (allgemeine Immunschwäche)
- Gingivitis
- Hepatitis
- Herpes genitalis et labialis, rezidivierend
- Immunschwäche
- Iritis und Iridocyclitis
- Infekte der oberen Luftwege, chronisch und rezidivierend
- Onkologie,
- Osteomyelitis, additiv neben Begasung
- Polyarthritis, während eines Schubs Große Ozon-Eigenblutbehandlung.
  Im Intervall Versuch mit KEB im Sinne einer Immunmodulation
- Polymyalgia rheumatica
- Prostatitis acuta et chronica
- Psoriasis
- Pyodermien
- Rhinitis pollinosa et allergica
- Sinusitis rezidivans et chronica
- Spondylitis
- Ulcus cruris varicosum, nebst Beutel- oder Unterdruckbegasung
- Urethritis chronica
- Wundheilungsstörungen

Technik

Zur Vorbereitung folgendes Tablett richten:
- Stauschlauch bzw. Venenstauer
- Einmalspritze 20 ml bzw. 10 ml
- ein Tupfer mit alkoholischer Desinfektionslösung getränkt
- ein trockener Tupfer
- Einmalspritze 10 ml mit etwas Heparin
- Man zieht eine geringe Menge Heparin in die Spritze auf. Daraufhin entleert man die Spritze vollständig. Der verbleibende Heparinrest reicht vollständig aus, um eine Gerinnungshemmung herbeizuführen.
- Kanüle Nr. 1

1. Mit der 20-ml-Spritze wird dem Ozongerät das gewünschte O_2/O_3-Gemisch entnommen. Die Spritze wird ganz gefüllt.
2. Mit der 10-ml-Spritze, die das Heparin enthält, wird aus der gestauten Kubitalvene Blut entnommen bis die Spritze gefüllt ist. Die Spritze wird leicht geschüttelt, damit sich das Blut mit Heparin vermischt.
3. Die Kanüle der mit Blut gefüllten Spritze wird in die mit O_2/O_3-Gemisch gefüllte Spritze eingeführt und das Blut in die 20-ml-Spritze gespritzt.
4. Das Blut-Gas-Gemisch wird ca. 20–30 Sekunden geschüttelt und mit einer neuen 1er-Kanüle dann intragluteal injiziert.

Das dem Patienten zugeführte Heparin macht keine Überwachung der Gerinnungsfaktoren erforderlich, wenn die Behandlung nur jeden zweiten Tag durchgeführt wird (Herget). Bei Patienten mit pathologisch verminderter Gerinnungszeit oder/und Thrombopenie sollte auf die Heparingabe verzichtet werden. Hier sollte auch die Blutmenge auf 5 ml beschränkt werden.

Man kann ebenfalls auf das Heparin verzichten, wenn man schnell arbeitet und das ozonisierte Eigenblut innerhalb von 2–3 Minuten injiziert. Bei Krebspatienten ist das Heparin von Vorteil, da diese zu erhöhter Gerinnungsbereitschaft neigen.

Nach Wolff werden als grobe Richtwerte die je nach dem Zustand der Patienten anzupassen sind, folgende Konzentrationen verwendet:

Indikation	Blut [ml]	O_3 [μg]	Behandlungs-intervall	Zahl der Behandlungen
Umstimmungstherapie	5	100	jeden 2. Tag	10
Reizkörper-Therapie	10	600	täglich	2
Acne vulgaris	10	300	täglich	3–4
Furunkulose	10	600	täglich	5
Asthma bronchiale	5	200	täglich	20
Allergien	5	200	täglich	20

Tab. 5 Konzentrationen bei der Kleinen Eigenblutbehandlung

Die intraarterielle Ozoninjektion

Vor der Durchführung einer intraarteriellen Ozontherapie ist zu bedenken, dass es sich hier um eine äußerst risikobehaftete Therapieform handelt.

Die HPGO$_3$ lehnt diese Applikationsform ab und verweist auf lange Erfahrung und Arbeiten von Dr. Mattassi, weshalb die HPGO$_3$ heute die Auffassung vertritt, dass die i.a.-Injektion durch die hyperbare Ozontherapie nach Dr. Kief sowie Begleitmaßnahmen ersetzt werden sollte. Sowohl die größere Nebenwirkungsquote und die Läsionen durch i.a.-Injektionen an der Intima belasten das Nutzen-Risiko-Verhältnis.

Die Strategie bei AVK im fortgeschrittenen Stadium ist: Hyperbare Ozontherapie, ergänzt mit Sauerstoff-Mehrschritt-Therapie (SMT) nach Ardenne (eventuell auch rektale Insufflation von Ozon und gegebenenfalls Beutelbegasung) dazu eine gute orale Therapie (Enzyme, Phytopharmaka, Homöopathika, Therapie der Übersäuerung). Nicht zu vernachlässigen die Arbeit mit dem Patienten (Gehtraining, gegebenenfalls richtige Verbandtechnik).

Bei der intraarteriellen Injektion werden mit einer Kanüle ca. 1–2 cm unterhalb des Leistenbandes 10–20 ml eines O$_2$/O$_3$-Gemisches mit einer Konzentration von 8–27 µg/ml Ozon in die Arteria femoralis injiziert.

Während früher die Verwendung einer 12er- bis 18er-Kanüle empfohlen wurde, tendiert man heute zur Verwendung von 1er- oder 14er-Kanülen, die gegenüber den dünnen Kanülen eine Kontrolle, ob sich die Kanüle in der Arterie befindet, besser gewährleisten.

Durch die vorherige Injektion von Procain, das gefäßdilatierend wirkt, wird ein Spasmus der Arterie vermieden.

Der Erfolg der intraarteriellen Injektion ist von folgenden Faktoren abhängig:
• der möglichst frühzeitige Beginn der O2/O3-Injektion
• genauestes Therapieren der Grundkrankheit
• gekonnte intraarterielle Injektion.

Die Injektion des O$_2$/O$_3$-Gemisches hat so langsam zu erfolgen, dass sich die Gasbläschen wie eine Perlenschnur aneinander reihen.

Oft ist die Arterie nicht tastbar. In diesem Fall besteht die Möglichkeit, mit Hilfe der Ultraschalldiagnostik Arterien aufzufinden. Ultraschalldiagnostikgeräte nach dem Doppler-Prinzip ermöglichen schnell und ohne Belastung oder Gefährdung für den Patienten den Zustand der Gefäße zu beurteilen.

Eine Prüfung der Durchgängigkeit der peripheren Arterien und Venen, die Durchblutungsverhältnisse, die Lokalisation von Verschlüssen und hämodynamisch wirksamen Stenosen, die Beurteilung des Strömungswiderstandes, sowie die Bestimmung von Druckgradienten werden mit diesem Gerät ermöglicht.

Sollte es während der Injektion zu Krämpfen im Blasen- bzw. Dickdarmbereich kommen, Injektion sofort abbrechen.

Bei allen intravasalen Ozoninjektionen ist mit größter Vorsicht zu arbeiten. Intravasale Injektionen dürfen nur vom in dieser Therapie erfahrenen Therapeuten durchgeführt werden. Bei Zwischenfällen werden nach der Erfahrung die Gerichte zu Ungunsten des Therapeuten entscheiden, deshalb sollte unbedingt geprüft werden, ob der gleiche Therapieerfolg nicht durch s.c.-Injektionen bzw. GEB erreicht werden kann.

Technik

Es wird ein Tablett mit folgenden Gegenständen gerichtet:
- 1 20-ml-Injektionsspritze möglichst eine Ultrasept Spritze mit O_2/O_3-Gemisch mit 27 µg/ml Ozon
- Lösung zur Desinfektion
- 1 trockener, steriler Tupfer
- 1 Kanüle Nr. 1–14 je nach Patient
- 1 Einmalspritze 5 ml mit 3 ml Procain
- sterile Handschuhe

1. Der Patient liegt entspannt auf dem Rücken, das Bein wird hochgelagert, die Leiste ist frei und wird desinfiziert.
2. Mit der Kanüle, auf die die Einmalspritze aufgesetzt ist, wird die A. femoralis punktiert.
3. Es werden 1–3 ml Procain langsam i.a. injiziert, dabei ist vorher unbedingt am Unterarm des Patienten eine s.c.-Quaddel zu setzen, um eventuelle allergische Reaktionen auf das Procain festzustellen.
4. Die Spritze wird gegen die mit O_2/O_3 gefüllte Spritze ausgewechselt, dann werden langsam über 1–2 Minuten 20 ml des O_2/O_3-Gemisches injiziert.
5. Die Kanüle wird herausgezogen und die Injektionsstelle drei Minuten komprimiert. Bei zu kurzem Komprimieren besteht die Gefahr der Nachblutung der A. femoralis und es bildet sich ein Hämatom.

Die verbesserte Form nach Dr. Kief

Dr. Kief schreibt:

O_2/O_3-Gemische mit einer Konzentration von 20–40 µg/ml haben sich bei Durchblutungsstörungen als intraarterielle Injektion sehr bewährt. Die schmerzfreie Gehstreckenverlängerung um ein Vielfaches oder gar vollständige Beschwerdefreiheit bei der Winiwarter-Buerger-Krankheit ist mehr oder weniger die Regel im Rahmen dieser Therapie. Man geht dabei so vor, dass nach Palpation der Arteria femoralis bis zu 20 ml des beschriebenen Gasgemisches intraarteriell langsam injiziert werden. Wenige Minuten nach der Injektion kommt es zu einer Marmorierung der behandelten Extremitäten und zu einem passageren Schmerz, offenbar ausgelöst durch einen Gefäßkrampf.

Das neue Verfahren bietet dem gegenüber erhebliche Vorteile. Es kommt zu keinem Gefäßkrampf mehr, der Patient kann wenige Minuten nach der Therapie aufstehen und die ersten Gehversuche unternehmen. Außerdem erlaubt das Verfahren die technisch problemlose Mehrfachapplikation von zusätzlichen Medikamenten. Benötigt wird dazu lediglich ein Luer-Lock-Verlängerungsstück und eine 5-ml-Einmalspritze mit 3 ml 1%igem Procain. Bevorzugt wird in der eigenen Praxis 1 % Procain „Rödler", da es mit der in diesem Präparat enthaltenen Monosubstanz offensichtlich bei dem oben beschriebenen Verfahren nicht zu Interaktionen mit dem Ozongas kommt.

Obschon bisher nie unerwünschte Neben- oder Wechselwirkungen bei der Vorabinjektion von Procain bekannt wurden, sollte man wissen, dass Ozon in vitro mit Procain eine chemische Reaktion eingeht. Dabei entsteht eine gelbliche Flüssigkeit.

Technik
Eine 2er-Kanüle wird über ein Verbindungsstück mit der mit Procainlösung gefüllten 5-ml-Spritze verbunden.

Man palpiert die Arteria femoralis, sticht senkrecht in die Tiefe und kontrolliert den exakten Sitz der Kanüle durch das in das Verbindungsstück aufsteigende pulsierende Arterienblut. Danach wird langsam die Procainlösung injiziert, das Verbindungsstück abgeknickt und die Ozonspritze an den negativen Luer-Konus gesetzt.

Das Ozon wird sehr langsam injiziert, analog der Injektionsgeschwindigkeit einer Calciuminjektion. Pro Extremität werden 20 ml O_2/O_3-Gemisch à

30 µg/ml verwendet. Die Vorteile der technischen Handhabung liegen im problemlosen Auswechseln der Spritzen, im exakten Verbleib der Injektionskanüle im Arterienlumen beim Spritzenwechsel, sowie in der sauberen Handhabung durch die Abknickmöglichkeit des Verbindungsstücks. Auch verschiedene Formen der intravasalen Eigenbluttherapie (hyperbare Ozontherapie nach Kief, kleines intravasales Eigenblut nach Kief) können mittels dieser verbesserten Anwendungstechnik problemlos ausgeführt werden. So ist beispielsweise das kleine intravasale Eigenblut mit Vitamin C bei Sauerstoffmangelschmerz in der Extremität besonders erfolgversprechend, da der katalytische Effekt dieser Therapieform hier besonders intensiv eingesetzt werden kann. Auch die hyperbare Ozontherapie lässt sich auf diese Weise problemlos an einer sauerstoffverarmten Extremität durchführen. Selbstverständlich muss die Kanüle beim kleinen intravasalen Eigenblut nach Kief durch 1–2 ml konservierungsmittelfreies Natriumcitrat freigehalten werden.

Wichtige Punkte bei der intrafemoralen Ozoninjektion

Exakte Kenntnisse der anatomisch-topographischen Lage der A. femoralis mit allen physiologischen und pathologischen Varianten, einschließlich der vorabgehenden und folgenden Körperabschnitte, müssen als bekannt vorausgesetzt werden.

Die applizierte Ozon-Menge darf 10 ml – allerhöchstens 20 ml – auf gar keinen Fall überschreiten. Die Konzentration sollte bei 20 µg/ml O_2/O_3 bis maximal 40 µg/ml O_2/O_3 liegen, jedoch sollte immer einschleichend dosiert werden, beginnend mit der niedrigsten Dosis.

Die empfohlene Begleitmedikation besteht aus:
• 5 ml Lidocain
• 10–20 ml Ozongemisch mit einer Konzentration beginnend bei 20 µg/ml O_2/O_3

Im Anschluss daran 5 ml Lidocain, davon ca. 2,5 ml intrafemoral, die restlichen 2,5 ml periarteriell.

Bei versehentlicher Punktion des N. femoralis sollte dieser mit 1–5 ml Lidocain anästhesiert werden – nicht die Kanüle ohne Infiltration herausziehen. Nach Beendigung der Injektion muss beachtet werden, dass der Patient häufig für 1–4 Stunden Parästhesien im Bein hat und die Praxis ohne Begleitung nicht verlassen darf.

Nach Punktion der Arterie muss die Spritze entfernt werden, um durch die starke Pulsation des herausspritzenden arteriellen Blutes eindeutig auszuschalten, dass nicht versehentlich die V. femoralis getroffen wurde: Nicht die Farbe des Blutes ist ausschlaggebend!

Besteht auch nur der Hauch eines Zweifels, dass die A. femoralis nicht 100%ig getroffen wurde, so darf die Injektion in dieser Form nicht weitergeführt werden.

Eine versehentliche intravenöse Gabe von Ozon in die Vena femoralis kann Lähmung, Blindheit oder sogar Tod zur Folge haben!

Die intrafemorale Injektion darf nur durchgeführt werden, wenn der Femoralispuls eindeutig tastbar ist. Sollte dies nicht der Fall sein, so besteht Verdacht auf einen höher sitzenden Verschluss, bzw. es reicht der arterielle Flow nicht aus, um ein retrogrades Aufsteigen der Gasbläschen zu verhindern. Die Indikation für die intrafemorale Injektion muss anhand apparativer Methoden verifiziert werden.

Eine intrafemorale Injektion darf nur verabreicht werden, wenn vorab das Ergebnis einer medizinischen Untersuchung vorliegt.

Daraus folgt: Die Indikation für die intrafemorale Injektion muss wesentlich strenger als bisher gestellt werden. Ozon ist kein indifferentes Gasgemisch, das einfach auf Verdacht injiziert werden kann!

Ohne gründliche Kenntnisse – und deren Anwendung – in der speziellen Notfallmedizin bei einem Zwischenfall, erhebt sich unter Umständen der Vorwurf der unterlassenen Hilfeleistung. Dabei handelt es sich um ein Vorsatzdelikt, das mit Gefängnis bestraft werden kann. Außerdem übernimmt die Haftpflichtversicherung keine Kosten, wenn Vorsatz nachgewiesen wird.

Bei stärkeren arteriosklerotischen Gefäßveränderungen im Verlauf der A. femoralis müssen besonders strenge Kautelen beachtet werden. Dazu gehört eine Verringerung der Ozon-Dosis um mindestens 50 %, weil die starre Gefäßwand eine normale Diffusion des Ozons behindert, und es somit zu einem retrograden Aufsteigen der Ozon-Gasbläschen kommen kann.

Es müssen großlumige Injektionskanülen benutzt werden, das heißt Größe 1, 2 oder höchstens 12, da sonst eine sichere Beurteilung der Pulsation des Blutes nicht beobachtet werden kann und damit die versehentliche intravenöse Injektion nicht mit letzter Sicherheit ausgeschlossen werden kann.

Bei der Injektion von Ozon muss man sich ausschließlich auf die Injektion in die A. femoralis beschränken, da bekannt ist, dass z.b. die Injektion in die A. brachialis mit einer besonders hohen Nebenwirkungsquote belastet ist (nach Gabka).

Es muss sichergestellt sein, dass das Ozon frisch hergestellt wurde, sodass nicht versehentlich Luft statt Ozon injiziert wird.

Es muss ebenfalls sichergestellt sein, dass die Injektionsspritze mit Ozon zu keinem Zeitpunkt schräg oder mit dem Konus nach unten gehalten wurde, da Ozon schwerer ist als Luft und aus der Spritze „herausfallen" würde.

Schmerzhafte und aggressive Injektionstechniken müssen vermieden werden.

Vor Beginn der Injektion muss der Injektionsbereich mit einem Einmalrasierer von Haaren befreit werden, damit diese nicht versehentlich in das Injektionsgebiet gelangen und beim Herausziehen der Kanüle ausgerissen werden – auch dies gehört zu den schmerzhaft-aggressiven Injektionstechniken. Außerdem lässt sich im enthaarten Gebiet die Injektionsstelle leichter finden.

Die Injektionsstelle muss sorgfältig desinfiziert werden, wobei zu beachten ist, dass die Desinfektion von lateral nach medial erfolgt, damit keine Keime aus dem Genitalbereich ins Injektionsgebiet verstrichen werden.

Zum sterilen Arbeiten gehört auch, dass der Behandler sterile Handschuhe trägt.

Zu bedenken ist, dass Ozon langsam und perlschnurartig in die Femoralis injiziert werden muss. Im Konus der Spritze muss immer ein kleiner Blutberg stehen, der sich mit Ozon vermischt (Herget).

Eine regelmäßige Wartung des Ozongerätes ist von größter Wichtigkeit, insbesondere müssen die Entnahmedüsen sorgfältigst gereinigt werden, um ein einwandfreies und steriles Arbeiten zu gewährleisten.

Die Punktionsstelle muss mindestens drei Minuten mit der Faust komprimiert werden, damit sichergestellt ist, dass sowohl die Punktionsstelle der Haut als auch die der Arterie komprimiert werden. Anschließend muss der Patient nach der bereitgestellten Uhr noch zehn Minuten mit der Hand komprimieren; nur so kann ein mögliches Hämatom vermieden werden.

Jede intravenöse Injektion – auch in die Venen der Armbeuge, auch mit Insufflationsgeräten – muss auf jeden Fall vermieden werden: Forensische Gründe sprechen dagegen.

Niemals am gleichen Tag die A. femoralis auf beiden Seiten punktieren: Die Zahl der Zwischenfälle verdoppelt sich.

Patienten, die mit Antikoagulanzien behandelt werden, sollten nur von sehr erfahrenen Therapeuten behandelt werden.

Nach Aussage eines österreichischen Gerichtsmediziners werden die Gefahren bei der intrafemoralen Injektion drastisch reduziert, wenn das Bein während der Injektion leicht hochgelagert wird! (Kein retrogrades Aufsteigen von Gasbläschen).

Die Durchblutungsgeschwindigkeit (= arterieller Flow) muss ausreichend hoch und gesichert sein, da sonst Embolien durch retrogrades Aufsteigen der Gasbläschen eintreten können, die sich nach gerichtsmedizinischen Untersuchungen hauptsächlich im Bereich des VI. Brustwirbelkörpers ereignen.

Bei stoffwechselgestörten Patienten muss die zugrunde liegende Erkrankung ausreichend medikamentös therapiert werden, z.B. muss beim Ulkus des Diabetikers der Blutzuckerspiegel gesenkt werden. Darüber hinaus ist eine Abheilung der Ulzera nur dann möglich, wenn auch das Hämoglobin auf 12 g% durch mehrere Aderlässe allmählich gesenkt wird.

Auf folgende Komplikation bei der intraarteriellen Ozoninjektion sei noch hingewiesen.[24] Als Rarität sind noch Beobachtungen von Rückenmarksschäden nach intraarterieller Sauerstoff- bzw. Ozoninsufflation in die A. femoralis zu erwähnen, die akut im Anschluss an die Gasinjektion auftreten und nach Art des Brown-Séquard-Syndroms, eines Spinalis-anterior-Syndroms oder eines Querschnittsyndroms verlaufen und in der Regel mehr oder weniger große Dauerschäden durch eine vaskulär bedingte Myelomalazie zurücklassen. Man erklärt sich das Zustandekommen dieser schwerwiegenden Komplikation dadurch, dass die arterielle Strombahn bei zu großer oder zu rascher Injektion temporär durch das Gas verlegt wird und dadurch eine rückläufige Verschleppung von Gasblasen stattfindet, die dann zu Störungen der Zirkulation in den arteriellen Gefäßen des Rückenmarks oder auch des Gehirns mit der entsprechenden klinischen-neurologischen Symptomatik führen. Durch zu schnelles Aufstehen kann offenbar diese Komplikation gefördert werden.

Achtung: Nach vorliegenden Arbeiten aus einer italienischen Gefäßklinik (Mattassi, Mailand) kann im Stadium I, II a und b nach Fontaine die intrafemorale Injektion vermieden werden, wenn statt dessen eine Doppelflasche „hyperbarer" Ozon-Eigenblut-Infusion mit insgesamt 10400 µg O_2/O_3 infundiert wird.

---

[24] Bodechtel: Differentialdiagnose neurologischer Krankheitsbilder; Thieme Verlag 4. Aufl. 1984

Die intrakutane Ozoninjektion

Bei der intrakutanen Ozoninjektion wird in die oberste Hautschicht (Epidermis) injiziert. Injektionen können in Akupunkturpunkte (anstelle Stechung der Nadeln) oder auch über Myogelosen oder Schmerzpunkten durchgeführt werden. Es wird ca. $\frac{1}{2}$ ml Ozon-Sauerstoff-Gemisch je Punkt injiziert. Die Konzentration sollte nicht höher als 20 mg/ml gewählt werden, da sonst ein sehr unangenehmes Brennen auftritt.

In der Literatur fanden sich keine näheren Angaben, in der Praxis jedoch haben sich diese intrakutanen O_2/O_3-Injektionen Injektionen bei folgenden Indikationen bestens bewährt:

Lokale Schmerzpunkte – analog der Neuraltherapie. Injektion in Akupunkturpunkte.

Die subkutane Ozontherapie[25]

Über ihre Erfahrungen mit der subkutanen Ozon-Sauerstoff-Therapie berichteten 1963 Herrwerth und Brenner in der Zeitschrift „Ärztliche Praxis":

In den letzten Jahren findet die Ozon-Sauerstoff-Therapie in der Ambulanz einen immer breiteren Eingang. Die therapeutischen Effekte sind bei vielen Krankheitsbildern so eindeutig, dass auf diese Therapie nicht mehr verzichtet werden sollte. Wir haben in den letzten vier Jahren ein internes Krankengut von 498 Patienten mit subkutanen Ozon-Sauerstoff-Insufflationen behandelt, beobachtet und registriert. Über das Ergebnis werden wir hier berichten. Wir können das Gasgemisch intravenös[26], intramuskulär, subkutan, als Darmklistier und durch Begasung der Hautoberfläche anwenden.

Wir haben uns zur subkutanen Insufflation entschlossen, da unserer Ansicht nach diese Form für die ambulante interne Praxis die einfachste und harmloseste ist. Die subkutane Injektion kann zwar unangenehmes

---

[25]   Herrwerth und Brenner „Die subkutane Sauerstofftherapie" Auszugsweise mit freundlicher Genehmigung der Zeitschrift Ärztliche Praxis; Reed Elsevier Deutschland GmbH
[26]   Die intravenöse Injektion wird heute nicht mehr durchgeführt.

Druckgefühl und Brennen verursachen, dies ist aber bei einer sachgemäßen Ausführung zu vermeiden.

Der günstigste Applikationsort ist die Vorderseite des Oberschenkels, ungefähr 5–10 cm oberhalb der Patella. Für die Injektion wird die Haut dieser Stelle mit der einen Hand zu einem möglichst großen Wulst emporgehoben, und dann wird hier die Kanüle (Kanüle Nr. 1 oder Nr.12) eingeführt. Mittels einer leeren Spritze überzeugt man sich, ob kein Blutgefäß getroffen wurde. Jetzt schließt man die nach Vorschrift gefüllte Spritze mit dem Ozon-Sauerstoff-Gemisch an die Kanüle an und insuffliert langsam das Gas, das leicht in das subkutane Gewebe einströmen muss und nicht mit Gewalt hineingepresst werden darf. Sonst entstehen Schmerzen und unangenehmes Brennen, wahrscheinlich verursacht durch die Kompression im Gewebe.

Durch eine anschließende leichte Massage des Oberschenkels kann das Gas über weite Flächen verteilt werden. Die Hautoberfläche soll sich nachher emphysematös anfühlen. Die Insufflationsmenge beträgt bei uns zwischen 40 und 120 ml, die auf beide Oberschenkel verteilt wird. Wir versuchen im Allgemeinen möglichst 120 ml einzuführen. Die Höchstmenge, die wir versuchsweise spritzten, betrug 360 ml.

Bei der Wahl der Konzentration von Ozon fingen wir zunächst vorsichtig mit 4–6 µg O_3 pro ml an. Bald gingen wir jedoch auf die Konzentration von 14 µg O_3 pro ml über, da dann deutlichere Effekte eintraten.

Durchblutungsstörungen

Herrwerth und Brenner berichteten weiter, dass die Behandlung von Durchblutungsstörungen besonders gute Erfolge zeigte. Zu ihrem Krankengut zählten 28 Patienten mit Raynaud-Krankheit. Die anfallsweise auftretenden Gefäßkrämpfe an den Fingern wurden besonders durch Kälteeinwirkung, auch nach stärkeren Erregungen ausgelöst; sie waren bei Krampfanfällen durch totenblasse oder zyanotische Finger, zum Teil begleitet von Kribbeln und nicht unbedeutenden Schmerzen gekennzeichnet. Bereits nach der 2. bis 6. Insufflation trat in den meisten Fällen Besserung ein, sei es, dass die Anfälle seltener wurden oder vollkommen weggeblieben sind. Bei 17 Patienten gab es nach 20 Injektionen keine Rückfälle mehr. Bei fünf Kranken waren nur temporäre Besserungen zu verzeichnen. Bei sechs Patienten gab es keine Reaktionen.

Bei der nächsten Gruppe von peripheren Durchblutungsstörungen handelte es sich vorwiegend um entzündliche Prozesse im Sinne der Angiitis obliterans oder Winiwarter-Buerger-Krankheit. Die Patienten, vorwiegend Männer, hatten schon jahrelang Beinbeschwerden und erfolglose Behandlungen hinter sich. Von den 14 Patienten zeigten 12 das typische „intermittierende Hinken". Bei 10 Patienten gab es nach 3–10 Insufflationen sehr gute Besserungen, bei 2 Patienten nur zeitweise Erfolge. Die 3. Gruppe mit vorwiegend degenerativen Durchblutungsstörungen, wie sie bei der Arteriosklerose, Diabetes mellitus und bei der Varikose vorkommen, klagten über typische Parästhesien, Hackenschmerzen, kalte Füße und oft über intermittierendes Hinken; meistens war auch der Tastbefund deutlich positiv. In vielen Fällen lagen Röntgen- bzw. Oszillogramm-Befunde vor. Von den 34 Patienten konnten 21 von ihren Beschwerden durch Ozon-Sauerstoff-Insufflationen befreit werden.

Bei den anderen 14 Kranken waren die Besserungen der Schlafstörungen und des Allgemeinzustandes auffällig. Bei sieben Diabetikern konnten in zwei Fällen die Durchblutungsstörungen gebessert werden.

Die Ozon-Sauerstoff-Insufflationen hatten keinen Einfluss auf den Stoffwechselhaushalt. Bei 54 Patienten mit dem Symptombild der Varikose standen krampfartige Schmerzen in den Venen, Ödeme, leichte Ermüdbarkeit, besonders beim Stehen und Gehen, sowie Geschwürsbildung im Vordergrund. 36 Patienten konnten durch die Insufflationen günstig beeinflusst werden. Die Ödeme gingen zurück, die Schmerzen in den Beinen ließen nach und die Venenschmerzen besserten sich. Bei acht Kranken heilte der Befund mit Ulcus cruris schnell ab.

An zerebralen Durchblutungsstörungen verschiedener Genese (Traumen, Apoplexie, Epilepsie, Senium, Arteriosklerose) litten 48 Patienten. Bei allen wurden nach der subkutanen Ozontherapie positive Allgemeinreaktionen, wie Steigerung der Leistungsfähigkeit und besseres Allgemeinbefinden beobachtet. Bei einigen Patienten nahm die Vergesslichkeit ab. Auch die Kopfschmerzen der Traumatiker und Apoplektiker wurden erträglicher.

Eindrucksvolle Erfolge gab es bei der Behandlung der Migräne. 20 Patienten mit jahrelangen täglichen oder periodenhaft auftretenden Anfällen, mit starken einseitigen Kopfschmerzen, Übelkeit, Erbrechen und ähnlichen Symptomen reagierten prompt auf die ersten 2–3 Insufflationen. Bei den meisten ging unter anderem der große Bedarf an Antineuralgika zurück. Bei 12 Patienten ist das Krankheitsbild vollkommen verschwunden, acht wurden einigen Wochen mit erneuten Anfällen nachbehandelt. Bei sechs Patienten konnte keine Besserung erreicht werden.

Ateminsuffizienz

In dem jetzt folgenden Abschnitt steht die Atemnot im Vordergrund der Beschwerden. Als Grunderkrankungen kommen hier die muskuläre Herzinsuffizienz, die Herzklappenfehler, Angina pectoris verschiedener Genese, Asthma bronchiale und das Lungenemphysem in Frage.

Es wurden insgesamt 214 Patienten mit leichter bis schwerer Atemnot, Schmerzen in der Herzgegend, Angstzuständen, leichter Ermüdbarkeit, Schlafstörungen, Anschwellen der Beine usw. behandelt.

Drei Patienten mit einem Cor bovinum, die eine langjährige Glykosidtherapie hinter sich hatten, erholten sich auf die zusätzliche Ozon-Sauerstoff-Behandlung außerordentlich gut. Ihre physische Leistungssteigerung nahm beachtlich zu. 16 Patienten wurden nach einem Herzinfarkt auf die gleiche Weise behandelt.

In allen Fällen trat eine wesentliche Besserung des Allgemeinbefindens und der Leistung ein. 102 Patienten, bei denen eine muskuläre Herzinsuffizienz nach Myokardschaden bestand, zeigten folgende Reaktionen: Bei 70 Patienten trat eine wesentliche Besserung des Allgemeinbefindens und der Atemnot ein, während bei den anderen keine klaren positiven Erfolge ersichtlich waren. Von 76 Patienten, bei denen die pektanginösen Beschwerden im Vordergrund standen, reagierten 50 % positiv, während bei den anderen nur ein temporärer oder kein Erfolg verzeichnet wurde.

10 Patienten mit einem Lungenemphysem hatten eine erhebliche Erleichterung der Atemnot und physische Leistungssteigerung zu verzeichnen, während von sieben Asthmatikern nur zwei positiv reagierten.

Überanstrengung und Erschöpfung

In der folgenden Gruppe sind die Patienten zusammengefasst, die klinisch keinen besonderen Befund zeigten, aber trotzdem über ein Überanstrengungs- und Erschöpfungssyndrom klagten. Von den 34 Patienten fühlten sich 17 nach der Behandlung völlig gesund; bei den anderen 17 Patienten blieben die Beschwerden unverändert.

Bei acht Patienten mit einer Hypotonie gab es eine Leistungssteigerung und Besserung des Allgemeinzustandes. Die Blutdruckwerte blieben unbeeinflusst. Von 24 Patienten mit einer Gastritis, Ulcus duodeni und ventriculi konnte bei 13 eine Besserung der Symptome erzielt werden: Brechreiz verschwand, der Druck in der Magengegend verringerte sich, Sodbrennen und Aufstoßen ließen nach. Die übrigen sprachen auf die Therapie nicht an.

Ein interessantes Ergebnis zeigten die ergospirometrischen Untersuchungen, die durchgeführt wurden. 47 Patienten mit einem spirographischen Ruhe- oder Arbeitssauerstoffdefizit wurden mit Ozon-Sauerstoff-Insufflationen behandelt. Das spirographische Sauerstoffdefizit war sowohl primär pulmonal als auch kardial bedingt. Bei allen Patienten traten gute Besserungen ein; und besonders auffällig waren sie in den Fällen, die ein Sauerstoffdefizit in Ruhe hatten.

10 Patienten mit spirographischem Arbeitssauerstoffdefizit wurden nach 20 bzw. 30 subkutanen Insufflationen zur Kontrolle nochmals untersucht; dabei wurde ein Sauerstoffdefizit nicht mehr festgestellt. Zwei Patienten mit einem Ruhesauerstoffdefizit wiesen zwar nach der Behandlung eine klinische Besserung auf, die spirometrische Kontrolluntersuchung war jedoch gegenüber dem ersten Befund unverändert. Aufgrund dieser Beobachtungen dürfte die Spirometrie eine gewisse Bedeutung für die Indikation der Ozon-Sauerstoff-Insufflation haben.

Bei der Beobachtung der Änderung des Symptombildes im Verlauf der Therapie bekommt man zunächst den Eindruck, dass das Gasgemisch einen nicht unbedeutenden spasmolytischen Effekt aufweist. Damit wären auch die Besserungen bei Durchblutungsstörungen zu erklären. Eine sympathikomimetische Wirkung des Ozon-Sauerstoffes wird hier ebenfalls zur Diskussion gestellt.

Darauf wäre die günstige Wirkung auf die Herztätigkeit, die positive Beeinflussung der pektanginösen Beschwerden, auch der Gastritiden und Ulzera zurückzuführen.

Die subkutane Anwendung des Gasgemisches ist gefahrlos. Es kann zu allen in der internen Praxis gebräuchlichen Medikamenten als Adjuvans verwendet werden.

Durch Ozon kann man eine temporäre Reaktivierung der Symptome zu Beginn der ersten Tage der Behandlung hervorrufen. Diese Reaktivierung ist nichts Besonderes für das Ozon, sie wurde in zahlreichen chemischen und physikalischen Therapeutika beschrieben. Es ist umso wichtiger, die Kranken darüber zu verständigen, dass diese Reaktivierung sich sehr oft als ein frühzeitiges und günstiges Zeichen einer guten Prognose zeigt.

Die subkutane Ozontherapie in Verbindung mit der Akupunktur

Die Injektion des Ozons entlang den Linien der Meridiane und deren „Hauptpunkten" wird seit Jahren praktiziert. Die schmerzstillende Wirkung des Ozons in Verbindung mit der Injektion in Akupunkturpunkte zeigt sich schnell, manchmal von der ersten Injektion an. Die regenerierende Wirkung wird von allen praktizierenden Ärzten, die das Ozon verwenden, bestätigt und seine vollkommene Unschädlichkeit und seine unvergleichliche Kraft der Zellenregenerierung dank der hohen Wirksamkeit der Phagozytose hervorgehoben. Die Wirkung auf das Blut hat die sofortige Vermehrung der roten Blutkörperchen im Blut zeigen können.

Die splenische und antianämische Wirkung ist unbestreitbar. Über das Blut vollzieht sich anscheinend die gesamte Regeneration der Zellen.

Die Akupunktur bewirkt im Energiekreislauf den Neueinsatz und seine Aufrechterhaltung, wenn die Behandlung regelmäßig fortgesetzt wird. Die Ozontherapie befähigt die Zelle, wie alle organischen Zellen, den Sauerstoff zu verarbeiten, der die wichtigste und notwendigste Nahrung für ihre Tätigkeit ist.

Sicher ist die Akupunktur beträchtlich vereinfacht, wenn sie sich hauptsächlich auf die Meridiane beschränkt. Es kann hier nicht von der absoluten Präzision die Rede sein, die die Akupunktur verlangt. Aber die Tatsache, dass ein „äußerst leicht verteilbares Gas injiziert wird", erlaubt diese Präzision außer Acht zu lassen. Der gewählte Punkt wird trotzdem erreicht. Der Patient empfindet übrigens sofort ein Gefühl des Durchlaufens vom Gas.

Die Schnelligkeit der Ergebnisse, die Sofortigkeit der Auflösung bestimmter Symptome wie z.B. der Angst, sind der Beweis der auf dem Wege der Akupunktur erhaltenen Wirkung. Eine weiterführende Behandlung ist wesentlich, nicht nur um das erzielte Ergebnis aufrechtzuerhalten, sondern um einen allgemeinen Gesundheitszustand zu erreichen. Die Methode der Verbindung Akupunktur – Ozontherapie kann auf zufriedenstellendste Weise bei der Mehrzahl der chronischen Krankheiten angewendet werden, die das normale Leben des Patienten nur in beschränktem Maße behindern. Das sind besonders:

- Beschwerden der Atemwege
  (chronische Bronchitis, Emphysem, Asthma, selbst Tuberkulose)
- Beschwerden des Verdauungstraktes
  (Gastritis, Hepatitis, Kolitis)
- Hormonale Störungen, Hautkrankheiten
  (Ekzeme, Allergien, Erythrose, Wunden und Geschwüre)
- Beschwerden der urogenitalen Zone
  (Zystitis, Ureteritis, Salpingitis, Prostatabeschwerden)
- Neurovegetative Dystonien, die die offene Wunde der Medizin sind, wegen ihrer so komplexen, vielartigen, übereinandergeschichteten Störungen,

dass der praktische Arzt, schnell entmutigt oder überfordert, schließlich den, wie er glaubt, widerspenstigen Patienten zu seinem Kollegen, dem Psychiater schickt. Dann beginnt das Drama, denn diese Dystonien sind sehr wohl somatischer (körperlicher) Art. Die psychischen Erscheinungen werden nur durch die Unwirksamkeit der Behandlungen, denen der Kranke sich unterzieht, hervorgerufen.

- Osteoartikuläre Beschwerden, das heißt jede Art von Rheumatismus
- Beschwerden des zentralen Nervensystems
- Schädelverletzungen
- Depressionen
- Gefäßkrankheiten, venös oder arteriell
- Herzleiden, Rhythmusstörungen, Koronarinsuffizienz,
- Folgeerscheinungen des Infarktes.

Die regelmäßige und ausdauernde Anwendung dieser Therapie erlaubt es zu behaupten, dass sie eine Therapie der Regeneration und der Erholung des Gewebes, das heißt eine Basistherapie ist. Sie ist eine grundsätzliche Therapie für drei Kategorien, gegen die die Medizin noch keine Waffen gefunden hat:
- Rheumatismus in allen seinen Erscheinungsformen,
- Gefäßkrankheiten,
- das Altern.

Die Extremitätenbegasung mit Ozon

Bei dieser Anwendungsform wirkt das Ozon-Sauerstoff-Gemisch direkt auf die Hautoberfläche ein. Durch sauberes Arbeiten lässt sich ein Austreten von Ozon in die Raumluft fast vollständig vermeiden.

Indikationen

- Durchblutungsstörungen
- alle infizierten Hautwunden
- Dermatomykosen,
- Abszesse
- schlecht heilende Wunden

- nässende Ekzeme
- Unterschenkelgeschwüre
- Zellulitis

Um optimale Wirksamkeit von Ozon zu erhalten, ist es unentbehrlich, die entsprechenden Hautpartien mit Wasser (am besten Aqua dest.) einzusprühen, wozu sich ein einfacher Zerstäuber, wie er im Blumenfachgeschäft angeboten wird, bestens eignet.

Da Ozon äußerst reaktionsfreudig ist, muss darauf geachtet werden, dass kein Schaden an Gold-, Diamantringen oder Uhren entsteht. Auch Slips sind während der Ganzkörperbegasung (Zellulitis) abzulegen, da der Gummi zerstört werden kann.

Im Fachhandel gibt es unterschiedliche Beutelgrößen für Arme, Beine und den ganzen Unterkörper.

Die Haut darf nicht eingefettet sein, da es sonst zu Verpuffungen kommen kann.

Die Beutelbegasung eignet sich bei allen genannten Indikationen als hervorragende Zusatztherapie, nicht jedoch als Monotherapie.

Die schnellsten und dauerhaftesten Erfolge werden jedoch in Kombination mit der Großen Eigenblutbehandlung erzielt. Natürlich kann man nur mit der Begasung auch keine Zellulitis heilen, aber bei gleichzeitiger Diät, gymnastischen Übungen und Bürstenmassagen, eventuell auch subkutanen Ozonapplikationen sind erstaunliche Erfolge nicht selten.

Konzentrationen

Folgende Konzentrationen haben sich allgemein bewährt:
- Erste Behandlung niedrige Konzentration (ca. 25 µg/ml).
- Wenn die Behandlung gut vertragen wurde, also kein starkes Brennen danach auftrat, wird bei Zellulitis mit ca. 30 µg/ml weiterbegast.
- Bei offenen Beinen oder anderen Wunden wird mit 75 µg/ml (zur Wundreinigung) weiterbehandelt.
- Mit zunehmender Besserung wird die Konzentration wieder reduziert, um die Durchblutung und Wundgranulation zu fördern. Ideal sind tägliche Begasungen.

Im Sinne einer Ganzheitsbehandlung ist die begleitende Große Ozon-Eigenblutbehandlung empfehlenswert, dazu sind 2–3 Begasungen in der Woche völlig ausreichend.

Bei empfindlicher Haut sollte man nicht über 40 µg/ml gehen, da auch Allergien auftreten können. In diesem Fall müssen die Behandlungsabstände vergrößert und die Konzentration weiter herabgesetzt werden.

Ist der zu behandelnde Hautdefekt nicht zu groß oder einer Unterdruckglocke zugänglich, so erzielt die Unterdruckbegasung nach Werkmeister noch schnellere und weiterreichende Erfolge als die Hautbegasung mit Beuteln.

Fistelbegasung

Eine andere Möglichkeit ist sie Begasung von Fisteln. Bei der Fistelbehandlung sollte man versuchen, den Ozongasstrom direkt in den Fistelgang zu blasen, was mit einem kleinen sterilen Schlauch einer Heidelberger Verlängerung oder einer Venofix-Kanüle mit einem kleinen Kunstgriff leicht möglich ist. Grundsätzlich gelten auch hier die gleichen Konzentrationen wie bei der Beutelbegasung: also 25–75 µg/ml O_2/O_3.

Auch hier werden anfänglich hohe Konzentrationen zur Reinigung und mit zunehmender Heilung niedrigere Ozonmengen angewandt. Die Behandlungszeit wird zuerst mit 3 Minuten angesetzt, um die Verträglichkeit zu überprüfen. Als ideale Begasungszeit sollte man dann auf 10–20 Minuten steigern, jedoch bei Allergien die Behandlungszeit und Konzentrationen halbieren.

Die Unterdruckbegasung nach Werkmeister

Die Ozon-Sauerstoff-Unterdruckbegasung wird seit etwa 1974 praktiziert. Dr. H. Werkmeister (evangelisches Krankenhaus Oberhausen) berichtete 1975 über erste Ergebnisse und später 1977 in einem Referat bei der Tagung der „Ärztlichen Gesellschaft für Ozontherapie" während der „Medizinischen Woche Baden-Baden 1977".

Mit der Ozon-Sauerstoff-Unterdruckbegasung ist es möglich, ungefährlich und wirkungsvoll Hautdefekte, chronische schlecht heilende Wunden sowie Hautspätschäden nach Strahlentherapie zu behandeln.

Die *Wirkung* der Ozon-Unterdruckbegasung beruht auf
• Hyperämie durch Ozon
• Hyperämie durch Unterdruck

- Wundsekretion, anfänglich Blutungen
- Wundreinigung
- Desinfektion
- Zerstörung nekrotischen Gewebes
- Geruchsminderung
- Anregung der Granulation und Epithelialisierung
- Minderung bzw. Rückbildung der Schrumpftendenz von Narben

Die *Indikationen* für die Unterdruckbegasung sind
- Ulcus cruris
- Dekubitalgeschwüre
- schlecht heilende Wunden
- Ulzerationen nach Behandlungen mit ionisierenden Strahlen
- eingezogene, schmerzhafte Narben
- Defekte nach Abstoßung bestrahlter, oberflächlich oder unter der Haut gelegener Tumoren

Durch den Unterdruck wird zusätzlich zur Ozonwirkung bei der Begasung eine Hyperämie erzwungen. Gleichzeitig wird ein Ablösen von Nekrosen und Verunreinigungen durch vermehrte Wundsekretion erreicht.

Werkmeister hat diese Therapie im evangelischen Krankenhaus Oberhausen von 1974 bis 1983 an 246 Patienten mit 289 Defekten bei 8742 Unterdruckbegasungen, also durchschnittlich 30 Behandlungen pro Defekt, erprobt. Das größte Kollektiv waren Patienten mit Dekubitalgeschwüren. 71 % davon waren über 65 Jahre alt, 103 Dekubitalgeschwüre wurden durchbehandelt und ausgewertet.

- Kein Erfolg   18 = 17,5 %
- 50 % Besserung   22 = 21,3 %
- 80 % Besserung   28 = 27,2 %
- 100 % Heilung   35 = 34,0 %

Wenn man dabei berücksichtigt, welch schlechte Voraussetzungen bei diesem Patientengut vorlagen und dass nur mit der Unterdruckbegasung therapiert wurde, so sind dies beeindruckende Ergebnisse, die sich unter Zuhilfenahme der Großen Eigenblutbehandlung noch verbessern ließen.

Das Prinzip der Unterdruckbegasung besteht darin, dass ein Vakuum dadurch entsteht, dass eine Saugglocke zwischen den ab- und zuführenden Begasungsschlauch geschaltet wird. Die Saugung wird stärker eingeschaltet als der zufließende Gasstrom und dadurch ein Unterdruck erzeugt.

Technik

Man benötigt folgendes Zubehör:
- den Ozonabsauger, z.T. im Ozongenerator integriert
- Anschluss für die Entnahmedüse am Ozongerät
- Schlauch für den Ansaugstutzen am Ozonabsauger
- ozonfeste Saugglocken verschiedener Größe

Das O_2/O_3-Gemisch strömt in der am Ozongerät eingestellten Konzentration in eine Kunststoffglocke, die auf dem zu behandelnden, mit destilliertem oder ozonisiertem Wasser befeuchteten Körperteil aufliegt, und wird von dem Ozonabsauger mit einem entsprechend gewählten Unterdruck angesaugt, sodass die Glocke haftet. Der Druck – mit dem kleinsten Unterdruck beginnend – ist individuell einzustellen und muss sich am Patienten und an dem Grad der Wunde orientieren.

Besonders zu Beginn einer Unterdruckbegasung kommt es gelegentlich zu Blutungen, wobei die Auffangbehälter, die unbedingt am Absauger vorhanden sein müssen, das Blut ansammeln, damit ein Defekt des Absaugers unterbleibt. Nach Beendigung der Behandlung wird zunächst – bei noch laufendem Absauger – der Schraubanschluss am Ozongerät gelöst und das Ozon-Sauerstoff-Gemisch aus Schlauch und Glocke abgesaugt.

Die Konzentrationen bei der O_2/O_3-Unterdruckbegasung entsprechen in etwa den Erfahrungswerten der Extremitätenbegasung. Die Konzentration ist der Wunde selbst und der Patientenverträglichkeit anzupassen.

Bei der O_2/O_3-Unterdruckbegasung haben sich Begasungszeiten von 10–20 Minuten als günstig erwiesen, die jedoch gegebenenfalls anfänglich auf 2–3 Minuten reduziert werden müssen.

Sollten tatsächlich einmal allergische Reaktionen auftreten, so ist die O_2/O_3-Konzentration sofort auf etwa die Hälfte zu senken.

Kontraindikationen und mögliche Komplikationen

Ausgesprochene Kontraindikationen zur Begasungsbehandlung von Wunden existieren nicht. Gelegentlich wurden reaktive Hautrötungen gesehen, die sich im Allgemeinen rasch zurückbilden. Eventuell kann man, bei dringender Indikation, versuchen, durch langsame Steigerung des Ozonanteiles am Gasgemisch eine Toleranz der Haut zu erreichen.

Komplikationen können insofern auftreten, als bei Anwendung von Glocken am Fuß, besonders bei durchblutungsgestörten Patienten und Diabetikern, durch den Unterdruck Keime durch Gewebsspalten in die Tiefe dringen und zu Abszessen und Phlegmonen führen können. In diesen Fällen ist eine sofortige chirurgische Intervention mit Eiterableitung – und nicht die Amputation – erforderlich.

Bei Begasungsbehandlungen von verbliebenen Hohlräumen nach abdominalen Eingriffen kann es zu Luftansammlungen intra- bzw. retroperitoneal kommen, die sich nach Absetzen aber ohne weitere Komplikationen rückbilden.

Zusammenfassend kann die Ozon-Sauerstoff-Begasung von Wundheilungsstörungen als einfach zu praktizierende, sehr wirkungsvolle, den Patienten nicht belastende und zudem preiswerte Methode der Behandlung angesehen und empfohlen werden.

Die rektale Begasung mit Ozon

Dieses Verfahren geht auf Aubourg und Payr mit Arbeiten aus den Jahren 1935 und 1936 zurück. Man versuchte zunächst nur, durch Ausnutzung der bakteriziden Wirkung des Ozons die Kolibazillose zu therapieren. Die erstaunlichen Erfolge ließen jedoch weitere Arbeiten folgen, sodass Aubourg in den Jahren 1935 bis 1939 regelmäßig vor der „Medizinischen Gesellschaft Paris" seine Erfahrungen mit der Darminsufflation mit Ozon vortrug. Schon damals stellte man den erfreulichen Nebeneffekt fest, dass bei dieser Behandlung der Sauerstoffgehalt des Blutes anstieg. Um optimale Therapieerfolge erzielen zu können, ist es wichtig, das Ozon-Sauerstoff-Gemisch in direkte Beziehung mit infizierten Herden des Darms zu bringen. Hierzu ist es nötig zu wissen, welche Quantität in den Dickdarm appliziert werden kann. Bei zu großen Mengen würde nämlich die Gefahr bestehen, die Ileozäkalklappe zu sprengen, wodurch Ozon, welches für den Dickdarm bestimmt ist, in den Dünndarm entweicht. In den meisten Fällen liegt das Gasvolumen, um den Dickdarm zu füllen, zwischen 150 und 800 ml.

Indikation

Wichtige Anwendungsgebiete der rektalen Begasung mit Ozon sind:
* die einleitende Darmreinigung zur Mikrobiologischen Therapie
* spastische Obstipation, Proktitis, Hämorrhoidalbeschwerden
* Colitis ulcerosa
* Durchblutungsstörungen, Sauerstoffmangelzustände

Es gibt sicher noch weitere lohnenswerte Indikationen, die besonders davon abhängen, welche anderen Anwendungsformen der Therapeut beherrscht. Sollte z.b. eine Große Ozon-Eigenblutbehandlung nicht möglich sein (schlechte Venen, Angst ...), so können mit der rektalen Begasung akzeptable Erfolge erzielt werden, vorausgesetzt, der Patient kommt zuverlässig und regelmäßig.

Um eine ausreichende und zugleich gefühlvolle Insufflation zu gewährleisten, ist von allen mechanischen Applikatoren, wie z.b. einer Pumpe oder einem Gasstrom aus einem Ozongenerator grundsätzlich abzuraten. Am einfachsten und sichersten ist die rektale Ozonbegasung mit einer 150 ml Glaszylinderspritze (z.b. Ultra Asept, Fachhandel) durchzuführen (selbstverständlich kann auch eine 50 ml Einwegspritze oder ein Set für die rektale Insufflation der Fa. Clinico verwendet werden). Man benötigt dazu einen Schlauch (z.B. Heidelberger Verlängerung) sowie ein 3-Wege-Ventil (z.B. „ASID BONZ") und einen *ozonbeständigen* Katheder (z.B. Frauenkatheder 18 cm „CT").

Durchführung

Die Glaszylinderspritze wird nach einmaligem Spülen mit dem Ozon-Sauerstoff-Gemisch am Ozongenerator gefüllt.

Die Heidelberger Verlängerung mit dem 3-Wege-Ventil wird aufgesetzt und am Ende der Katheder angeschlossen. Das Ventil wird so eingestellt, dass eine Sperrung des Gasstroms zwischen Ventil und Katheder besteht. Der Katheder wird kurz in Vaseline als Gleitmittel (nach DAB, aus der Apotheke in kleinem 20 g Salbentopf da begrenzt haltbar) eingetaucht und ca. 12–15 cm tief in das Rektum eingeführt. Während der Kolben der Glaszylinderspritze in Bewegung gesetzt wird, wird das 3-Wege-Ventil so verstellt, dass der Gasfluss durch den Katheder geleitet wird.

Der Patient sollte auf der Seite mit leicht angezogenen Beinen gelagert sein. Der Patient wird während der Insufflation nach dem sich einstellendem Druckgefühl befragt, dass nicht zu schnell aufgebaut werden darf.

Während der Insufflation lässt sich der sich aufbauende Druck am Widerstand des Kolbens gut fühlen. Dieser bestimmt im wesentlichen die Gasmenge. Wenn die gewünschte Gasmenge erreicht ist, wird das 3-Wege-Ventil wieder in die Anfangsstellung gebracht, sodass kein Gasrückstrom erfolgen kann. Unterdessen wird der Katheder zügig herausgezogen, in die Schutzhülle gesteckt und entsorgt.

Es werden 50–150 ml insuffliert und gegebenenfalls die Spritze für eine größere Gasmenge nachgefüllt.

Das 3-Wege-Ventil ermöglicht das erneute Füllen der Spritze durch Absperren der Heidelberger Verlängerung, sodass während des Nachfüllens aus dem Darm kein Rückstrom möglich ist.

Sicherheitshinweise:
- Ab einem Druck von 0,4 bar besteht die Gefahr der Ischämie. Dies kann bei der beschriebenen Vorgehensweise nicht erreicht werden.
- Es dürfen nur für die Ozonbegasung zugelassene Katheder und Materialien verwendet werden.
- Es darf nur Vaseline als Gleitmittel verwendet werden.

Tipp:
Wer über ein Ozongerät für die hyperbare Ozontherapie verfügt, kann mit einer einfachen Anordnung den Druck messen, der beim manuellen Kolbenniederdrücken entsteht und so ein Gefühl für den entstehenden Druck (z.B. 200 mbar) entwickeln.

Dosierung und Therapiebeispiele

Die folgenden Angaben sind nur grobe Richtlinien, die sich nach den Arbeiten von Wolff und Aubourg, sowie nach Empfehlungen der $HPGO_3$ als günstig erwiesen haben.

Es sollten möglichst 3 Behandlungen pro Woche durchgeführt werden, wobei auch tägliche Anwendungen vorteilhaft sind.

Einleitende Darmreinigung zur Vorbereitung der Mikrobiologischen Therapie
1. Behandlung: 100 ml Sauerstoff-Ozon-Gemisch mit 30 µg/ml Ozon
2. bis 10. Behandlung: bis 400 ml steigern mit 40 µg/ml

Spastische Obstipation, Hämorrhoidalbeschwerden
1. Behandlung: 100 ml mit 30 µg/ml
2. bis 10. Behandlung: eventuell bis 500 ml steigern mit 40 µg/ml

Proktitis, Colitis mucosa
1. Behandlung: 100 ml mit 30 µg/ml
2. bis 10. Behandlung: nur Gasmenge bis 300 ml steigern (30 µg/ml)
10–20 Behandlungen 2- bis 3-mal wöchentlich

Colitis ulcerosa
1. Behandlung: 50 ml mit 60–70 µg/ml
2. bis 10. Behandlung: Gasmenge langsam steigern, Ozonkonzentration auf
   40 µg/ml senken
anfangs täglich, später 2-mal wöchentlich

Durchblutungsstörungen, Sauerstoffmangelzustände
1. Behandlung: 100 ml mit 20 µg/ml
2. bis 10. Behandlung: steigern bis 300 ml mit 20 µg/ml

Hepatosen
1. Behandlung: 100 ml mit 10 µg/ml
2. bis 10. Behandlung: steigern bis 300 ml mit 30 µg/ml

Begleitbehandlung der Darmmykose
Dank einer Studie von Dr. Harald Kämper konnte belegt werden, dass durch
die Kombination von rektaler Ozoninsufflation und Nystatintherapie die
Eradifizierung von Candida albicans erheblich leichter durchzuführen ist. Da
Ozon weder in die befallenen Darmabschnitte (Dünndarm) gelangt, noch
eine ausreichende desinfizierende Wirkung im Dickdarmlumen entfalten kann,
kommen für diese hervorragenden Effekte nur die immunmodulierenden
Eigenschaften dieser Therapie in Betracht.

Immunmodulierende Wirkung

Durch Arbeiten von Dr. Winkler und Frau Dr. rer. nat. Viebahn-Hänsler
konnte gezeigt werden, dass bei der rektalen Begasung mit Ozon auch diver-
se, für das Immunsystem relevante Blutparameter positiv beeinflusst werden.
Erstaunlich ist dabei, dass sich bei Patienten erhöhte Werte normalisierten,

während bei Patienten mit erniedrigten Werten ein Anstieg zu verzeichnen war. Untersucht wurden 2,3-DPG, ATP, IgM, IgA, IgG. Die Patienten wurden mit 300 ml Gas à 20 µg/ml behandelt.

In einer anderen Studie mit einer Hochdosistherapie (300 ml à 100 µg/ml = 30 000 µg Ozon) wurde ein vorübergehendes Abfallen aller Immunglobuline beobachtet, was für einen immunsupressiven Effekt spricht.

Kombination mit Probiotika

Durch neueste Erkenntnisse über die intestinale Mikroökologie muss unbedingt parallel zur Darminsufflation mit Ozon eine „Wiederaufforstung" mit Probiotika erfolgen.

Anlässlich der 20. Ozontherapiearbeitstagung 1998 berichtete Dr. habil. Jürgen Schulze über die Auswirkung von Sauerstoff und Ozon (auch der im Wasser der Colon-Hydro-Therapie gelöste Sauerstoff ist relevant) auf das Redoxpotential und die physiologische Darmflora.

Die Gabe von hochwirksamen Probiotika (entscheidend für die Qualität ist der Keimstamm, die Keimzahl sowie die Galenik) ist zur Sicherung eines nachhaltigen Therapieerfolges erforderlich. Zur Zeit entsprechen nur die Präparate Paidoflor Tabletten und Mutaflor Kapseln (Fa. Ardeypharm) aufgrund der genügend hohen Keimzahl physiologischer, apathogener Bakterien den Anforderungen an Probiotika, die ein „Wiederaufforsten" der dezimierten oder ungenügend vorhanden physiologischen Darmkeime ermöglichen.

Fazit

Die rektale Ozoninsufflation stellt eine höchst effiziente Behandlungsvariante der Ozontherapie dar. Sie ist sehr einfach durchzuführen und bedarf nur geringster Mengen Zubehör (Einwegkatheder). Da das venöse Blut des Darmes über den Pfortaderkreislauf direkt der Leber zugeführt wird, ermöglicht dieses Verfahren einen schnelleren Zugang zur Leber als jede andere Behandlungsform. Dadurch kommt der rektalen Begasung mit Ozon bei der Lebertherapie allergrößte, bisher unterschätzte Bedeutung zu. Aber auch die Verbesserung der Sauerstoffaufnahme sowie die immunmodulierenden Eigenschaften lassen das Therapiespektrum weit über die Domäne der entzündlichen Darmerkrankungen hinausgehen.

Wer sich mit der aufwendigen Colon-Hydro-Therapie beschäftigt, die Mikrobiologische Therapie, insbesondere die antimykotische Behandlung umfangreich einsetzt und demzufolge vermehrt Patienten mit entzündlichen Darmerkrankungen betreut, sollte sich unbedingt mit diesem Verfahren auseinandersetzen. Die rektale Ozoninsufflation darf nicht als Monotherapie verstanden werden! Aber in ein gutes ganzheitliches Behandlungskonzept eingebettet, ermöglicht uns diese Form der Ozontherapie hervorragende Möglichkeiten bei sonst schwer therapierbaren Erkrankungen.

Die intravenöse Ozoninjektion

Die intravenöse Injektion von Ozon-Sauerstoff-Gemischen wird heute nicht mehr durchgeführt. Durch die Möglichkeit der Großen Eigenblutbehandlung und der hyperbaren Ozontherapie ist auch die Notwendigkeit nicht mehr vorhanden.

Frau Jacobs schreibt in ihrer Arbeit über Zwischenfälle und Komplikationen in der Ozontherapie:

> Die intravenöse Ozontherapie erwies sich als die „zwischenfallträchtigste" Applikationsart. Ihre Vorteile sind gegenüber der Großen Eigenblutbehandlung so gering, dass die Frage nach ihrer Berechtigung überhaupt gestellt werden muss.

Bei allen intravasalen Ozoninjektionen werden bei Zwischenfällen die Gerichte zu Ungunsten der Therapeuten entscheiden.

Bei der von Wolff beschriebenen Therapieart der intravenösen Ozon-Sauerstoff-Injektionsbehandlung wird das O_2/O_3-Gemisch langsam intravenös injiziert:

> Es besteht bei einer lege artis ausgeführten intravenösen Ozoninjektion keine Gefahr einer Gasembolie. Es werden, je nach Indikation Konzentrationen zwischen 8 und 75 mg/ml O_2/O_3 injiziert. Die Technik der Injektion ist ausschlaggebend für den Erfolg. Es liegt im Wesen der Methode, dass das Gasgemisch mit möglichst großer Oberfläche mit dem strömenden Blut reagieren kann.

Mit großer Geschwindigkeit injiziert, wird eine große Strecke des Gefäßes blutleer und mit Gas gefüllt. Nur zu Beginn und am Ende dieser Gasblase sind Reaktionsmöglichkeiten abhängig vom Querschnitt des Gefäßes gegeben. Wird das Gasgemisch aber eingeperlt, so bilden: kleinstes Gasbläschen – kleinstes Blutströpfchen – usw. gegeneinander eine große Oberfläche.

Ozonisiertes Wasser

Schon um die Jahrhundertwende wurden die ersten Anlagen zur Aufbereitung des Wassers mit Ozon in Betrieb genommen. 1901 wurden in Wiesbaden, 1902 in Paderborn Ozonwasserwerke errichtet. Die technisch nicht aufwendige und dadurch erheblich billigere Chlorierung des Wassers drängte die unbequeme Ozonisierung in den zwanziger Jahren weitestgehend zurück. Erst als durch Ansammlung von Verschmutzungen durch industrielle und chemische Abfälle die Chlorierung ungenügend war, gewann die Ozonisierung von Wasser wieder an Bedeutung. Zur gleichen Zeit, also um 1960, wurden die ersten Schwimmbad-Entkeimungsanlagen durch Ozon in Betrieb genommen.

In der Wasser-Ozonisierung kennt man außer den keimtötenden noch die ausflockenden, abbauenden Eigenschaften, die Ozon weit über Chlor hinausragen lässt. Durch das hohe Oxidationspotential werden höhermolekulare Stoffe oxidativ abgebaut, es entstehen biologisch abbaubare und ausfällbare organische Substanzen. Allen voran aber wirkt es bakterien-, viren- und pilzvernichtend, wobei diese Fähigkeiten im feuchten Medium am stärksten zur Geltung kommen; Ozon hat eine 5000fach stärkere keimtötende Wirkung als Chlor.

Medizinische Anwendung

Bei der Ozon-Eigenblutbehandlung ist nicht das Ozon, sondern sind die Peroxide, also die Reaktionsprodukte, die Träger der kurativen Wirkung. Jetzt aber soll ausschließlich Ozon wirksam werden und um zu verhindern, dass Reaktionen zustande kommen, bevor Ozon, welches im Wasser gelöst ist, vor

Ort tätig werden soll, kann nur reinstes Wasser, also mindestens Aqua bidest. pro injectione, zur Ozonisierung herangezogen werden.

Es ist also lediglich Ozon im Wasser gelöst (= O_3/H_2O-Gemisch) und dieses Ozon erhält dadurch eine längere Halbwertszeit als ein Ozon-Sauerstoff-Gemisch, wodurch es länger gelagert und länger wirksam sein kann.

Die Halbwertszeit ist jedoch auch abhängig von der Temperatur, dem Reinheitsgrad und der Lichteinwirkung. Hieraus ergibt sich der Merksatz: Je reiner das Wasser, je kühler die Lagerung (im Dunkeln) desto länger die Haltbarkeit und Wirksamkeit. Bei 20 °C und pH 7 kann man mit folgenden Werten rechnen:

Güte des Wassers	Halbwertszeit
Aqua pro injectione bzw. Aqua bidestillata	9–10 Stunden
Aqua demineralisata	ca. 80 Minuten
Aqua destillata	20–25 Minuten

Tab. 6 Qualität des Wassers zur Herstellung von ozonisiertem Wasser

Die Temperaturabhängigkeit bei der Halbwertszeit ist außerordentlich groß. Sie ist in folgender Tabelle wiedergegeben:

Wassertemperatur [°C]	Halbwertzeit
40	32 Minuten
35	65 Minuten
30	132 Minuten
25	4 Stunden, 38 Minuten
20	10 Stunden
15	22 Stunden, 9 Minuten
10	50 Stunden
5	4 Tage, 4 Stunden
0	11 Tage

Tab. 7 Temperaturabhängigkeit der Halbwertszeit von ozonisiertem Wasser

Wie viel Ozon kann man im Wasser lösen?

Aqua bidest. wurde mit einer Strömungsgeschwindigkeit von 1000 ml/Minute und 60 µg/ml begast. In der folgenden Tabelle kann man an den Zahlen in Klammern sehen, wie viel Ozon (in µg) man aufwenden müsste, um 1 µg in Wasser aufzulösen.

Bei einer Begasungszeit von 10 Minuten wurden bei 60 µg/ml und 1000 ml/Minute 600 000 µg Ozon in das Wasser geleitet. Waren im Zylinder 300 ml Wasser, so sind nach der Begasung in 1 ml 15 µg Ozon gelöst. Das entspricht 300 x 15 µg = 4500 µg Ozon gesamt.

Bilanz:
Aufwand 600 000 µg, Ergebnis 4500 µg; das entspricht einem Verhältnis von 133 zu 1.

Wären im Zylinder 1000 ml gewesen, so hätte man ebenfalls einen Aufwand von 600 000 µg, jedoch 19 µg/ml Wasser x 1000 ml = 19 000 µg gelöstes Ozon, also ein Verhältnis von 32 zu 1.

Zeit [min]	eingeperlte Ozonmenge [ml]	Ozonmenge [µg]	Ozonkonzentration [µg/ml]		
			bei 300 ml	bei 600 ml	bei 1000 ml
5	5 000	300 000	10 (100:1)	12 (47:1)	14 (21:1)
10	10 000	600 000	15 (133:1)	19 (53:1)	19 (32:1)
20	20 000	1 200 000	16 (250:1)	24 (83:1)	24 (50)

Tab. 8 Wie viel Ozon kann man im Wasser lösen?

Grundsätzlich sollte man 1000 ml Wasser 10 Minuten lang ozonisieren. Es ist unter der Berücksichtigung der Halbwertszeit und Wirksamkeit die wirtschaftlichste Lösung. Bei sofortigem Verbrauch sind 5 Minuten Begasungszeit bei 1000 ml am wirtschaftlichsten.

Eine Sättigung tritt bei einer Ozonkonzentration von 24 µg/ml ein. Längere Begasungszeiten sind zwecklos. Man sieht daran, dass die Ozonkonzentration im Wasser ebenso hoch ist wie beispielsweise bei der Großen Eigen-

blutbehandlung, wobei ca. 20 µg O_3 ml eine äußerst wirksame und häufig angewandte Konzentration ist.
Man kann das Ozon-Wasser-Gemisch entweder äußerlich, z.b. zum Reinigen von Wunden, zum Gurgeln oder innerlich schluckweise zur Anwendung bringen.
Als allgemeine Dosierungsrichtlinien[27] gelten:
Innerliche Anwendung: ca. 600 µg Ozon als Tagesdosis, dies entspricht 2-mal täglich 15 ml, trinken, wenn mit ca. 60 µg/ml Gasgemisch 10 Minuten 1000 ml Aqua bidest. ozonisiert wurden.

Indikationen

* Ösophagus-CA
* Magen-CA
* Gastritis (subacid und anacid)
* Stomatitis
* Soor der Mundhöhle
* Parodontose
* nach Zahnextraktionen, (siehe S. 132)
* alle Infektionen im Mundraum
* Halsentzündungen

Es liegen bereits auch sehr gute Erfahrungen mit Einläufen von ozonisiertem Wasser bei Dickdarmentzündung, Obstipation, Analfissuren und anderen vor.

Herstellung

Zur Herstellung von ozonisiertem Wasser bietet die Industrie geeignete Geräte an. Eine einfache Möglichkeit besteht darin, eine 500-ml-Flasche, wie sie zur Großen Eigenblutbehandlung bzw. hyperbaren Ozontherapie verwendet wird, zu benutzen.

Man füllt die Flasche bis zur Hälfte mit Aqua bidestillata und leitet das Ozon mit einer dicken Kanüle durch den Gummistopfen (Kreuz) über das Kunststoffrohr in das Wasser. Zur Entlüftung sticht man eine Entlüftungskanüle durch den Gummistopfen (Kreis). An das Kanülenende bringt man

---

[27] Heilpraktiker Siegfried Kämper; Biozon Wissenschaft, Bericht 6/1989, Originalarbeit „Dokumentation II der HPGO$_3$" zum Anlass der 10. Jubiläumstagung 6./7.1986

einen ozonfesten Schlauch an, den man ins Freie oder in einen Absauger bzw. Absorber leitet.

Obschon bereits bei der Anwendung mit ozonisiertem Wasser sicher von positiven Effekten ausgegangen werden kann, muss bereits an dieser Stelle auf eine Problematik hingewiesen werden: Eine in der Praxis hergestellte Zubereitung zum Einsatz am Patienten, in der Absicht Krankheiten zu lindern oder zu heilen muss als erlaubnispflichtiges Herstellen von Arzneimitteln angesehen werden. Besonders problematisch wäre die Abgabe an Patienten! (siehe diesbezügliche Stellungnahme der Arzneimittelkommission der Deutschen Heilpraktikerverbände).

Ozonisiertes Olivenöl

Während die hochbakterizide, viruzide und fungizide Wirkung des gasförmigen O_2/O_3-Gemisches in der Medizin und der Trinkwasseraufbereitung seit langem genutzt wird, ist die therapeutische Anwendung öliger Ozon-Reaktionsprodukte weniger bekannt.

Eine erste umfangreiche Darstellung über die Wirksamkeit von ozonisiertem Olivenöl findet man in einer Arbeit von Cronheim, in der die wissenschaftlichen Grundlagen zusammengefasst sind. Zu Beginn der 50iger Jahre kam ozonisiertes Olivenöl in den USA in Form eines zu 50 % ozonisierten, flüssigen Öls unter dem Namen OLZO auf den Markt und wurde als hervorragendes Wundheil- und Desinfektionsmittel geschätzt, jedoch aufgrund der leichten Zersetzbarkeit bald wieder vom Markt genommen.

Das Problem ist inzwischen gelöst, die feste Form des ozonisierten Olivenöls ist im Vergleich zu ozonisiertem Wasser fast unbegrenzt haltbar, lagerfähig und wirksam. Jedoch geht die desinfizierende Eigenschaft nicht vom Ozon, sondern von Peroxiden, also Ozoniden aus.

Diese keimtötende Fähigkeit wirkt sich im Gegensatz zum Ozon nicht in Sekunden, sondern erst innerhalb mehrerer Stunden bis Tage optimal aus, wodurch sich dieses Präparat besonders als Schutzcreme bei infizierter Haut oder Wunden anbietet.

Mit reinem Olivenöl konnte man in Experimenten keinerlei bakterizide Wirkung erzielen. Dagegen ist mit einem 10 Jahre alten ozonisierten Olivenöl immer noch die Bakterizidität nachweisbar.

Welche Stoffe werden nun durch den Vorgang des Ozonisierens gebildet?

Reines Olivenöl enthält über 76 % Ölsäure (eine Doppelbindung) und ca.
9 % Linolsäure (zwei Doppelbindungen) als ungesättigte Fettsäuren. Nach der
Ozonisierung sind nur noch gut 5 % Ölsäure und fast keine Linolsäure mehr
vorhanden, wogegen die gesättigten Fettsäuren (Palmitinsäure ca. 12 % und
Stearinsäure ca. 3 %) durch die Ozonisierung nahezu unbeeinflusst blieben.
Die Peroxidzahl war vor der Ozonisierung 19,2 danach mit 348,8 mehr als
18fach höher. Als neue Verbindungen konnten nach der Ozonisierung Pelargonsäure und Carponsäure nachgewiesen werden. Pelargonsäure (das Ozonid
der Ölsäure) ist ein normaler Bestandteil des Haarfettes von Erwachsenen.
Der Carponsäure konnten bakterizide, fungizide und fungistatische Fähigkeiten nachgewiesen werden. Den Hauptteil der Wirkung jedoch schreibt man den
Peroxiden zu, in die ozonisiertes Olivenöl in Verbindung mit Wasser zerfällt.

Zusammensetzung der Ausgangsprodukte:
reines Olivenöl mit 76,5 % Ölsäure, 8,9 % Linolsäure, 11,9 % Palmitinsäure,
2,9 % Stearinsäure. Anteil an ungesättigten Fettsäuren 85,4 %. Peroxidzahl des
Olivenöls 19,2. Ozon-Sauerstoff-Gemisch aus reinstem Sauerstoff erzeugt.

Zusammensetzung des ozonisierten Olivenöls:
festes, farbloses Produkt von stechendem Geruch mit 5,6 % Ölsäure, 0,2 %
Linolsäure, 11,7 % Palmitinsäure, 2,7 % Stearinsäure. Anteil an ungesättigten Fettsäuren 5,8 %, Peroxidzahl 348,8.

Tab. 9 Zusammensetzung von ozonisiertem Olivenöl

(Die Peroxidzahl ist ein Maß für den Gehalt an aktivem Sauerstoff, der in
peroxidischer Form gebunden ist. – Folgeprodukte der Ozonide.)

Erreger	*Wirkung von ozonisiertem Olivenöl*
Staphylococcus aureus	keimtötend, direkter Nachweis
Staphylococcus albus	keimtötend, direkter Nachweis
Staphylococcus haemolyticus	keimtötend, direkter Nachweis
Proteus vulgaris	bakterizid (im alkoholischen Extrakt)
Norcardia corallina	bakterizid (im alkoholischen Extrakt)
Escherichia coli	bakterizid (im alkoholischen Extrakt)
Trichophyton mentagrophytes	pilztötend, direkter Nachweis
Trichophyton purpureum	pilztötend, direkter Nachweis
Microsporum audouinii	pilztötend, direkter Nachweis
Microsporum lensonum	pilztötend, direkter Nachweis
Candida albicans	fungistatisch, direkter Nachweis

Tab. 10 Auf diese Erreger hat ozonisiertes Olivenöl sichere Wirkung

Außer in seiner Haltbarkeit liegen die Vorteile des ozonisierten Olivenöls in der guten Verträglichkeit, der geringen Oberflächenspannung und der Löslichkeit. Ozonisiertes Olivenöl ist fettlöslich, seine Zerfallsprodukte jedoch wasserlöslich. Es trocknet nicht aus, wodurch Verkrustungen oder Rissigwerden bei der äußerlichen Anwendung verhindert werden.

Indikationen

Allgemeine Wundbehandlung:
* Wundreinigung
* Wunddesinfektion
* Verbesserung der Sauerstoffversorgung im Wundgebiet (Peroxide geben Sauerstoff an das Gewebe ab)

Förderung der Granulation:
* Dermatomykosen
* infizierte Hautaffektionen
* Brandwunden
* Zellulitis (es wurde auch von einer gewissen kosmetischen Straffung des Gewebes berichtet)

Ozonisiertes Olivenöl kann im Handel – meist wird es von Ozongeräteherstellern angeboten – gekauft oder aber selbst hergestellt werden.

Herstellung[28]

Die Ausgangssubstanz, reines Olivenöl, können Sie in jedem Reformhaus für ca. 5.– € pro Liter kaufen. Man benötigt eine Glas-Waschflasche 100 und einen Ozongenerator. Das Ozon-Sauerstoff-Gemisch wird durch 100 ml Olivenöl perlen gelassen und die Abgase mit einem Schlauch durch ein Fenster ins Freie geführt.

---

[28] Versuchsreihe, durchgeführt von Heilpraktiker Siegfried Kämper als kurzzeitig ozonisiertes Olivenöl nicht lieferbar war. Ozonisiertes Olivenöl wird zum Arzneimittel, wenn es dem Patienten verordnet wird. Die Abgabe von selbst hergestelltem ozonisiertem Olivenöl an Patienten verstößt gegen das Arzneimittelgesetz und wird mit hohen Geldbußen geahndet.

1. Die Versuchsanordnung sollte in einem Raum aufgebaut werden, der nicht ständig von Patienten frequentiert wird.
2. Die Waschflasche sollte am besten in einer Nirostaspüle oder Schüssel stehen.
3. Die Begasung sollte immer in Intervallen erfolgen, da sich das Öl nach ca. 5 Minuten zunehmend erwärmt.
4. Durch eine Zeitschaltuhr sollten die Begasungszeiten gesichert werden.
5. In ein Karteiblatt wird jeder Begasungsschritt eingetragen.

Bei Versuchen wurde festgestellt, dass, um 100 ml Olivenöl mit Ozon zu sättigen, 18 g (= 18 000 000 µg) reines Ozon erforderlich sind.

Hierzu werden 24 Begasungsschritte mit 50 mg/ml Gasgemisch empfohlen. Ein Schritt dauert 15 Minuten und es sollen 1000 ml Gasgemisch pro Minute eingeperlt werden. Dabei würden also in 15 Minuten 15 l Sauerstoff verbraucht und 750 000 µg Ozon hergestellt.

In Versuchen wurde das Abgas (reiner Sauerstoff) auf seinen Ozongehalt untersucht. Erst ab dem 24sten Schritt stieg dann die Abgaskonzentration auf 6 µg/ml und die Wärmeentwicklung setzte im Öl sehr schnell ein. Wer solche Versuche durchführen will, kann folgendermaßen vorgehen:

- Terpentinöltest: ab 2 mg/ml konnte eine deutliche dunkelblaue Wolke nachweisen werden.
- Geruchsprobe: ab 1 mg/ml positiv

Anmerkung

Diese Tests sollten nur in einem anderen, aber gut belüfteten Raum durchgeführt werden.

Mit einer Glaszylinderspritze wird Abgas aufgesaugt und über einen kleinen Tropfen gereinigtes Terpentinöl geblasen. Sind mindestens 2 mg/ml Ozon in der Spritze, wird sich sofort eine dunkelblaue Wolke bilden. Vorsicht, sehr explosive ätherische Öle!

Für die Kalkulation:
Um 100 ml ozonisiertes Olivenöl herzustellen, benötigt man

- 100 ml Olivenöl = 0,75 €
- 360 l medizinischen Sauerstoff (eine 10-Liter-Flasche hat 2000 l und kostet ca. 30 € = 0,015 Euro Cent/l)
- 6 Stunden Gerätelaufzeit
- 1 Stunde Arbeitszeit

Diese 100 ml werden dann in drei Salbentöpfchen abgefüllt und zur Anwendung gebracht. Im Handel ist fertiges ozonisiertes Olivenöl erhältlich.

Anwendungsgebiete der Ozontherapie

Durchblutungsstörungen

Durchblutungsstörungen des Gehirns beginnen oft mit anfallsartigen Kopfschmerzen und Schwindelerscheinungen, später kommt ein merkliches Nachlassen der Leistungsfähigkeit hinzu. An den Beinen tritt hierbei ein zunehmender Schmerzzustand auf, besonders in den Waden und bei Belastung.

Arterielle Verschlusskrankheiten sind meist als Ende eines oft jahrzehntelangen Prozesses anzusehen. Schlaganfall und Herzinfarkt treffen den Patienten meist wie ein Blitz aus heiterem Himmel. Die Verschlusskrankheit der Beine dagegen äußert sich mehr in langsam zunehmenden Schmerzen.

Risikofaktoren wie Stress, Rauchen, Übergewicht und hieraus resultierend hoher Blutdruck, Zuckerkrankheit und andere Stoffwechselstörungen muss man durch eine entsprechende Lebensführung und, falls dies nicht ausreicht, durch gezielte medikamentöse Behandlung abbauen.

Bei einer Kombination von Risikofaktoren, wie z.B. Zigarettenrauchen, Fettstoffwechselstörungen und einer Hypertonie, steigt das Risiko zu erkranken um ein Vielfaches, bei schwerer Belastung manchmal auf das Zehnfache.

Eine Ozonbehandlung sollte hier in einem möglichst frühen Stadium einsetzen. Bei allen Durchblutungsstörungen, sei es bei der Durchblutungsstörung des Gehirns, der Beine oder Organe ist Ozon in seiner Wirkung das Mittel der Wahl.

Auch nach Professor Schweizer ist Ozon die wirksamste Therapie bei chronischen, peripheren und arteriellen Durchblutungsstörungen. In einer Klinik in Sofia wurden mit Ozon von 100 Gefäßerkrankten 98 wiederhergestellt.

Die arterielle Verschlusskrankheit

Die arterielle Verschlusskrankheit (AVK) der Beine gilt heute als Hauptindikationsgebiet der Ozonbehandlung. Gerade hier hält der Autor dieses Buches Ozon für das Mittel der Wahl, um eine anhaltende Besserung bei diesen Durchblutungsstörungen herbeizuführen.

Stadium I	Pulsausfall ohne Beschwerden. Häufig Zufallsbefund.
Stadium II	Claudicatio intermittens. Latenzschmerz aufgrund belastungsabhängiger Muskelischämie. Nach einer bestimmten Gehstrecke treten krampfartige Schmerzen auf, die zum Stehenbleiben zwingen. Schon nach wenigen Minuten Ruhe schwindet der Schmerz und der Kranke kann wieder eine bestimmte Wegstrecke zurücklegen.
Stadium III	Ruheschmerz im Bereich der Haut oder der Muskulatur, vor allem in Horizontallage der Gliedmaßen. Bei herabhängender Extremität meist vorübergehendes Nachlassen der Beschwerden durch Erhöhung des hydrostatischen Bluteinstroms. Amputationsrate innerhalb von 5 Jahren 15 %.
Stadium IV	Nekrose oder Gangrän an den Zehen, dem Vorderfuß und den Fußkanten. Amputationsrate innerhalb von 5 Jahren 50 %.

Tab. 11 Stadieneinteilung (nach Fontaine)

Während früher für diese Indikation die intraarterielle Ozontherapie angewandt wurde, wird heute mit der hyperbaren Ozontherapie oder Großen Eigenbluttherapie behandelt. Die Dosierungen werden in den Tabellen (siehe S. 141) und den Kapiteln „Die Große Eigenblutbehandlung mit Ozon" (S. 62) und „Die hyperbare Ozontherapie" (S. 68) genannt.

Ozontherapie und Enzyme bei der chronisch-arteriellen Verschlusskrankheit

Dr. med. Rokitansky veröffentlichte 1991 in der Zeitschrift Natur- und Ganzheitsmedizin einen hochinteressanten Artikel, der sich mit dem Thema Ozontherapie und Enzymen bei der chronisch-arteriellen Verschlusskrankheit befasst. Gleichzeitig mit der Ozontherapie wurden proteolytische Enzyme (Wobenzym®[29]) in Dosierungen von 3-mal 5 bis 3-mal 6 Dragees täglich verabreicht. Sinn und Zweck der Enzymtherapie ist es, lokal die Wundheilungsvorgänge durch raschen Abbau abgestorbener Zellen und Eiweißkörper wie Fibrin zu unterstützen sowie die Bildung entzündlicher oder postoperativer Ödeme zu verhindern. Er schreibt, dass es einwandfrei bewiesen sei, dass der postoperative Wundheilungsverlauf unter Enzymtherapie signifikant besser ist als ohne Enzymgabe.

Bei vielen Patienten wurde außerdem A-E-Mulsin® forte[30], 6 Tropfen täglich, gegeben.

Das zahlenmäßig ausgewertete Krankengut umfasste 445 Patienten, davon entfielen 161 auf das Stadium II, 112 auf das Stadium III und 172 auf das Stadium IV.

Im Stadium II a und II b konnte die Gehleistung in mehrwöchiger Behandlung bei 79 % der Fälle bis zur Beschwerdefreiheit wesentlich gesteigert werden. 12,4 % behielten eine Rest-Claudicatio und 8,1 % waren therapieresistent. Im Stadium III, wo Ruhe- und Nachtschmerz im Vordergrund stehen und bei vielen Patienten durch Prägangrän bereits ein Amputationsrisiko vorhanden war, wurde mit der Ozon-Enzym-Kombinationsbehandlung die überwiegende Mehrheit von den quälenden Nacht- und Ruheschmerzen befreit und in ihrer Gehleistung deutlich verbessert, womit auch das Amputationsrisiko gemindert wurde.

Bei den Stadium-IV-Patienten handelte es sich zum Großteil um sehr desolate, amputationsgefährdete Fälle, bei den sozusagen als Ultima ratio ein Versuch mit Ozon und Enzymen unternommen wurde. Bei 93 Patienten, das sind 54 %, wurde eine Abheilung der trophischen Läsionen erreicht. 39 Patienten hatten an mehreren Zehen, bis an den Vorfuß heranreichend, eine progredient verlaufende Gangrän. In Übereinstimmung mit den angiologisch erhobenen Befunden konnte mittels der Ozon-Enzym-Therapie im Bereich der perinekrotischen Zone die Mikrozirkulation und Sauerstoffanreicherung des Gewebes ausschlaggebend verbessert werden, sodass lediglich Teil- bzw. Grenzzonenamputationen vorgenommen werden mussten. Die Amputationsstümpfe heilten mehrheitlich bland und komplikationslos ab.

[29] Wobenzym® Dragees (Mucos Pharma GmbH, 82538 Geretsried)
[30] A-E-Mulsin® forte Emulsion (Mucos Pharma GmbH, 82538 Geretsried)

Zusammenfassung: Die kombinierte Ozon-Enzym-Therapie hat sich bei den peripheren arteriellen Durchblutungsstörungen als eine gesicherte und dem Patienten zumutbare Behandlungsmethode erwiesen, die sich in diesem Indikationsbereich mit einer hohen Erfolgsquote auszeichnet. Insbesondere konnten unter dieser Behandlung in den Stadien III und IV nach Fontaine Amputationen abgewendet werden, oder es genügten Teil- beziehungsweise Grenzzonenamputationen, deren Stümpfe mehrheitlich bland und komplikationslos abheilten.

Periphere Durchblutungsstörungen

Bei den peripheren Durchblutungsstörungen, bei denen die Durchblutungsstörungen des Beines ausklammert werden sollen, da diese im letzten Abschnitt besprochen wurden, kann die große Blutwäsche mit Ozon sowie die subkutane Ozoninjektion angewandt werden.

Die Raynaud-Krankheit, die mit Verkrampfungen der peripheren Arterien besonders in den Händen als Leitsymptom einhergeht, spricht auf die subkutane Ozontherapie sehr gut an. Die anfallsartigen Gefäßkrämpfe, die besonders nach Kälteeinwirkungen und nach Erregung auftreten und oft so weit gehen, dass die Finger totenblass werden und starke Schmerzen verursachen, werden meist nach der 2. bis 4. Behandlung besser und bleiben zum Teil ganz weg.

Auch bei Durchblutungsstörungen infolge Diabetes, Arteriosklerose und Varikose bringt die subkutane Ozonbehandlung erhebliche Besserung.

Zerebrale Durchblutungsstörungen

Schwindel, Kopfschmerzen und ein Nachlassen der Merk- und Denkfähigkeit sind die ersten Anzeichen einer zerebralen Durchblutungsstörung. Die Durchblutungsstörung des Gehirns geht meist mit einer Arteriosklerose einher.

Da das Gehirn ein Organ ist, welches sehr viel Sauerstoff verbraucht, spricht es auch auf eine Ozon-Sauerstoff-Therapie, bei der das Sauerstoffangebot an das Gehirn vergrößert wird, gut an. Die Konzentration, die Gedächtnisleistung und die Merkfähigkeit nehmen zu. Schwindelgefühl und Kopfschmerzen klingen ab. Bereits nach einigen Behandlungen geht es dem Patienten besser.

Bei der zerebralen Durchblutungsstörung wird die Große Eigenblutbehandlung oder die subkutane Injektion angewendet. Bei der GEB werden 50–100 ml Blut mit 0,8–1,2 mg O_2/O_3-Gemisch verwendet. Eine zusätzliche Medikation kann aus Wobenzym® Dragees bestehen.

Koronare Durchblutungsstörungen und Nachbehandlung des Herzinfarkts

Mindestens jeder zweite Mensch stirbt heute an den Folgen einer Herz-Kreislauf-Erkrankung. In allen westlichen und auch östlichen Industriestaaten sind in den letzten Jahren die Herzinfarktzahlen sprunghaft angestiegen. Nach Angaben der Weltgesundheitsorganisation (WHO) fielen in den letzten vier Jahrzehnten weltweit insgesamt etwa 30 Millionen Menschen dem Herzinfarkt zum Opfer.

In den USA ist nach Professor Schettler (Heidelberg) die Herzinfarktrate seit einigen Jahren rückläufig. Das wird auf die kontinuierliche Aufklärung durch die Medien zurückgeführt, die für eine gesunde Ernährung propagieren, insbesondere im Hinblick auf das Reduzieren tierischer Fette, Nikotin und anderer Risikofaktoren.

Die häufigste und folgenschwerste Erkrankung der Gefäße ist die Arteriosklerose. Auch der echten Angina pectoris und dem Herzinfarkt liegt als Grundkrankheit fast immer eine Arteriosklerose der Herzkranzgefäße zugrunde.

Die Arteriosklerose ist keinesfalls nur einer Alterskrankheit. Arteriosklerotische Ablagerungen in den Gefäßen können sich bereits bei einem kleinen Teil der 15 bis 20 Jahre alten Jugendlichen finden. Entstehung und Verlauf der Arteriosklerose wird durch eine Vielzahl von Reaktionen und gefäßschädigenden Prozessen beeinflusst. Zu den Risikofaktoren rechnet man Rauchen, Übergewicht, hohen Blutdruck, erhöhte Blutfettwerte, Diabetes und Gicht.

Alle diese Faktoren können zu einer fortschreitenden Verschlackung und Sklerosierung (Verhärtung) der arteriellen Gefäße beitragen, sodass die Blutzufuhr und damit die Sauerstoffversorgung lebenswichtiger Organe erheblich beeinträchtigt wird. Sauerstoffmangel am zentralen Organ des Lebens, dem Herzen, führt zu Angina pectoris und im akuten Fall zum Herzinfarkt.

Das klinische Leitsymptom der koronaren Durchblutungsstörungen ist ein Schmerz hinter dem Brustbein, der sich besonders nach dem Steigen und gleich nach dem Essen einstellt, sich bis zum Vernichtungsgefühl steigern kann und beim Stehenbleiben verschwindet. Er kann später auch nach Schlucken, Husten, Stuhlgang, Sprechen, Erregung, beim Liegen auf der Seite, ja sogar im Schlaf auftreten. Der Schmerz sitzt hinter dem Brustbein, strahlt häufig mehr nach links als nach rechts aus, hat nicht mit Atemnot zu tun und betrifft fast ausschließlich Männer. Diesen Schmerz nennt man Angina pectoris.

Das Ziel der Behandlung muss es sein, den Prozess der Gefäßwanderkrankung zu stoppen. Auch hier wird Ozon in Verbindung mit durchblutungsfördernden Mitteln eingesetzt.

Bei den koronaren Durchblutungsstörungen bis hin zu den Angina-pectoris-Anfällen ist Ozon das Mittel, mit dem das Sauerstoffangebot an das

Myokard verbessert werden kann. Auch hier wird die Große Ozon-Eigenblutbehandlung mit Erfolg angewendet. Die Patienten fühlen sich meist schon
nach 3–4 Behandlungen erheblich besser. Sie sind leistungsfähiger und die oft
starken Schmerzen mit Ausstrahlung in den linken Arm lassen nach. Auch
mit Hilfe der subkutanen Ozonbehandlung kann man bei diesem Krankheitsbild schöne Erfolge verzeichnen. In der Nachbehandlung des Herzinfarkts leistet das Ozon Hervorragendes. Zusätzlich muss auf jeden Fall medikamentös
therapiert werden. Behandlung der Angina pectoris heißt: Bekämpfung der
Risikofaktoren, angefangen von der richtigen Ernährungs- und Lebensweise
(Raucherentwöhnung) bis zur spezifischen Behandlung von hohem Blutdruck, Diabetes und Gicht.

Senile Makulopathie und Durchblutungsstörungen der Augen
Eine 73jährige Frau, seit 2 Jahren in augenärztlicher Behandlung wegen einer
Thrombose und wegen Makuladegeneration des rechten Auges, kam zu mir
in die Praxis[31], weil sie immer schlechter sah.

Bereits nach der dritten Großen Eigenblutbehandlung, die ich bei ihr
durchführte, wurde es wie sie sagte „wieder heller" und nach zehn Behandlungen konnte sie wieder erheblich besser sehen. Ich wendete die GEB mit
einer Konzentration von 14 µg O_3/ml bei einer Gesamtgasmenge von 50 ml
auf 50 ml Blut an. Die Verbesserung wurde auf eine verbesserte Durchblutung
der Netzhaut zurückgeführt. Wie bei vielen Behandlungen von Durchblutungsstörungen wurden auch hier zusätzlich phytotherapeutische Mittel
(Tebonin) zur Durchblutungsförderung gegeben.

Dr. med. Reinhard Smettan[32], Kornwestheim, berichtete im Jahr 2000
über die Behandlung von 129 Patienten mit der Großen Ozon-Eigenblutbehandlung, die an altersbedingter Makuladegeneration litten. Diese Patienten
wurden zwischen 1997 und 1999 mit der GEB nach Prof. Wolff mit 10 Behandlungen innerhalb von 2–4 Wochen therapiert. Es wurden bis zu 80 ml
Blut mit 50 ml O_2/O_3-Gasgemisch mit einem Anteil von 40 µg Ozon/ml
angereichert.

Ergebnisse: 38 Patienten (= ca. ein Drittel) empfanden keinerlei Verbesserung durch die Ozontherapie. Ein weiteres Drittel empfand eine subjektive
Verbesserung und bei einem Drittel der Patienten konnte eine messbare Verbesserung von mindestens 10–20 % der Sehleistung der zentralen Sehschärfe

---

[31] Dieter Stockburger, eigene Erfahrungen
[32] Arzt, Zahnarzt; Zeitschrift: Naturheilverfahren 4/2000

festgestellt werden. Bei den Patienten mit einer subjektiven Verbesserung bestand aufgrund der fortgeschrittenen Degeneration am Augenhintergrund in fast allen Fällen bereits vorher ein so schlechtes Sehvermögen, dass Messungen kaum möglich waren.

Dennoch berichteten diese Patienten von besseren Farb- und Kontrastunterscheidungsmöglichkeiten oder einem besseren Seheindruck. Die positiven Effekte blieben jedoch nur einige Wochen bestehen, was mit den positiven rheologischen Eigenschaften der Ozontherapie zu erklären ist. Bei Patienten, die sich im Abstand von zwei bis vier Wochen einer Auffrischungsbehandlung unterzogen haben, sind seit 1997 keine nennenswerten Sehschärfeneinbußen mehr hinzugekommen.

Venenerkrankungen

Erkrankungen der Venen sind ein häufiges Leiden. Über die Venen erfolgt der Rückfluss des Blutes zum Herzen. Die venösen Gefäße sind deshalb mit Klappen versehen, die ein Zurückfließen des Blutes in die Peripherie verhindern.

Die häufigste Venenerkrankung besteht in der Ausbildung von Krampfadern (Varizen). Sie führt im Wesentlichen zu einer Ausweitung der oberflächlichen Beinvenen auf dem Boden einer Bindegewebsschwäche, die oft angeboren ist.

Schlussunfähigkeit der Venenklappen und dadurch verlangsamte Blutzirkulation bis hin zu Blutstauungen können Ursache einer Entzündung der Venen sein (Phlebitis). Diese Entzündung der Gefäßwand kann zu einer Bildung eines Blutgerinnsels führen; so entsteht eine Thrombophlebitis.

Durch eine Thrombose der tiefen Beinvenen droht immer die Gefahr einer Lungenembolie, da sich Blutgerinnsel ablösen und in die Lunge geschwemmt werden können. Das Frühstadium einer tiefen Thrombose ist oft stumm und die Lungenembolie, die meist lebensbedrohlich verläuft, ist ihr erstes Zeichen. Die Behinderung des venösen Rückflusses durch die vorausgegangene Thrombosierung erzeugt ein Stauungsödem des betroffenen Beines mit ausgeprägtem Schweregefühl rascher Ermüdung und nächtlichen Wadenkrämpfen. Das erkrankte Bein wird zunehmend dicker und die Haut ist glatt und glänzend. Weitere Folgen sind eine braune Pigmentierung, blaurot verfärbte Hautpartien am Fußrücken und die Ausbildung von Besenreisern.

Herdinfektionen wie eiternde Zähne, chronische Mandelentzündungen, eine chronisch entzündete Gallenblase usw. müssen unbedingt gleichzeitig mitbehandelt werden, um laufende weitere Infektionen der Gefäße zu vermeiden. Eine ausgewogene Ernährung ist von großer Wichtigkeit.

In den letzten Jahren wurde viel über die Anwendung des Ozons bei Durchblutungsstörungen berichtet, jedoch meistens nur über arterielle Erkrankungen. Mit Ausnahme des Ulcus cruris scheint den Ozontherapeuten die Phlebologie nicht besonders zu interessieren, obwohl es auch hier gute Anwendungsmöglichkeiten gibt.

Die erste Beschreibung der Ozonbehandlung komplikationsfreier Varizen stammt von August Bier, der die Methode schon 1942[33] beschrieb. Das Behandlungsprinzip basiert auf einer Ozoninjektion in das erkrankte Venengebiet, wobei mittels einer Venenstauung eine längere lokale Wirkung erzielt wird.

Die HPGO$_3$ rät dringend von der direkten Behandlung von Besenreisern mit Ozon oder der Injektion von Ozon in irgendeine Vene ab. Für diese Therapie gibt es keine ausreichende Qualitätssicherung, Ausbildungsinhalte und Erfahrungen. Die Verödung gehört in die Hand des Phlebologen.

Venöse Durchblutungsstörungen (Krampfadern)
Bei venösen Durchblutungsstörungen erreicht man mit der Großen Eigenblutbehandlung oder hyperbaren Ozontherapie meist eine erhebliche Besserung der Beschwerden, wenn nicht sogar eine Heilung, während die anderen Beschwerden wie schwere Beine und Stauungen durch subkutane Injektionen oder Ozon-Eigenblutbehandlungen schnell besser werden.

Lymphstauungen, die oft auch bei den oben erwähnten Krankheitsbildern vorhanden sind, kann man mit gutem Erfolg mit der Fußreflexzonentherapie behandeln. Diese Behandlung in Verbindung mit einer Ozon-Sauerstoff-Behandlung bringt dem Patienten oft nach 2–3 Behandlungen Beschwerdefreiheit.

Bei der Therapie von Krampfadern (Varizen) muss eine echte Behandlungsbedürftigkeit vorliegen. Große Venenerweiterungen und solche, die sich heiß anfühlen und druckempfindlich sind, sowie tiefe Venenthrombosen eignen sich nicht zur Ozonbehandlung. In diesen Fällen ist eine Kompressionsbehandlung von besserer Dauerwirkung. Vor jeder Behandlung der venösen Durchblutungsstörungen muss eine gezielte Therapie des Darmes stehen. Die Verdauungstätigkeit muss unbedingt normalisiert werden. Mit einfachen

---

[33] CAVE: Diese Therapieform ist heute nicht mehr zeitgemäß und wird durch die GEB und Bagasung ersetzt.

Mitteln wie Weizenkleie, faserreicher Kost oder Milchzuckerpräparaten sollte der Darm natürlich angeregt werden.

Herdinfektionen müssen wie bei der Thrombophlebitis (siehe S. 115) unbedingt mitbehandelt werden, um laufende weitere Infektionen der Gefäße zu vermeiden. Auch eine ausgewogene Ernährung ist wichtig.

Erkrankungen der Leber

Eine der häufigsten Lebererkrankungen unserer Zeit ist die alkoholbedingte Fettleber. Die Leberfunktionen sind zwar bei einer Fettleber noch gewährleistet, jedoch kommt es bei längerem Bestehen zu einer fortschreitenden Leberzellschädigung, zur Leberzirrhose. Eine Leberzirrhose ist nicht mehr rückgängig zu machen. Die Leberfunktion ist jedoch durch eine Behandlung spürbar zu bessern.

Eine weitere gefährliche Erkrankung der Leber ist die Hepatitis, von der es mehrere Verlaufsformen gibt.

Hepatitis A: Der Nachweis erfolgt über Blutuntersuchungen. Die Erkrankung verläuft meist harmlos und heilt normalerweise völlig aus. Eine chronische Infektion ist nicht bekannt. Eine einmalige Hepatitis-A-Infektion bewirkt eine meist lebenslange Immunisierung. Es gibt eine Impfung gegen Hepatitis A.

Hepatitis B: Die Übertragung erfolgt durch Blut oder Körpersekrete. Der Nachweis erfolgt über Blutuntersuchungen. Die Ausheilungsmöglichkeiten sind gut, in nur 5–10 % aller Fälle führt die Hepatitis-B-Infektion zu einer chronisch-aggressiven Leberentzündung. Es gibt eine Impfung gegen Hepatitis B.

Hepatitis C: Die Übertragung erfolgt durch Blut. Das Virus findet sich aber auch in den Körpersekreten von HCV-Infizierten. 40 % aller Übertragungswege sind bisher unbekannt, man spricht bei diesen Fällen von der sporadischen Transmission. Der Nachweis erfolgt über Blutuntersuchungen. Es ist keine vorbeugende Impfung verfügbar!

Hepatitis D: Hier gelten die gleichen Übertragungswege wie bei der Hepatitis B. Es werden aber nur Virusträger von Hepatitis B befallen. Gelegentlich tritt auch eine gleichzeitige Infektion mit den Viren B und D auf. Der Nachweis erfolgt über Blutuntersuchungen. Der Schutz gegen eine Hepatitis D entspricht dem Schutz gegen Hepatitis B. Eine Immunität gegen Hepatitis B gibt auch Sicherheit gegen eine Hepatitis-D-Infektion und gegen Hepatitis B kann man bekanntlich impfen.

Hepatitis E: Die Übertragung ist die gleiche wie bei der Hepatitis A. Der Nachweis erfolgt über Blutuntersuchungen. In Mitteleuropa sind Hepatitis-E-Infektionen recht selten, es sei denn man „importiert" das Virus aus den bekannten Seuchengebieten (Indien, Pakistan, Nepal, Burma, Kirgisien, Algerien, Somalia, Sudan, Mexiko). Die Erkrankung ist heute gut zu beherrschen, ist meist harmloser Natur und führt nicht zu chronischen Lebererkrankungen. Die Gefahr einer Ansteckung ist hier geringer als bei einer Hepatitis A.

Hepatitis F: Das Virus wurde 1995 in Indien entdeckt. Es weist Ähnlichkeiten mit den Viren A und E auf. Die Übertragungswege sind möglicherweise die gleichen wie bei A und E. Genauere Informationen liegen noch nicht vor.

Hepatitis GB: Die Hepatitis GB wurde erst im Januar 1996 entdeckt. Auslöser sind drei verschiedene Viren (GB-A, GB-B und GB-C), die eine Ähnlichkeit mit dem Hepatitis-C-Virus zeigen. Die Übertragung erfolgt vermutlich wie bei der Hepatitis C. Genauere Informationen liegen noch nicht vor.

Die verschiedenen Hepatitisviren sind in ihren physikalisch-chemischen Eigenschaften, ihrem Aufbau und ihrer Molekularbiologie recht unterschiedlich.

Alle haben jedoch als gemeinsames Zielorgan die Leber und sie rufen im akuten Stadium alle das gleiche klinische Bild hervor. Dieses klassische Bild der akuten Virushepatitis lässt daher keine Diagnose des Erregertyps zu. In allen Fällen beginnt die Erkrankung mit einem unspezifischen Prodromalstadium mit Abgeschlagenheit, allgemeinem Krankheitsgefühl, Fieber, Appetitlosigkeit, gelegentlich Gelenkbeschwerden und Schmerzen im rechten Oberbauch. Nach mehreren Tagen kommt es, oft nach subjektiver Besserung, meist sehr rasch zum Auftreten eines Ikterus (Gelbsucht), begleitet von einer Dunkelfärbung des Urins und der Entfärbung des Stuhls. Bei komplikationslosem Verlauf klingen Ikterus und Beschwerden nach 2–6 Wochen ab und die Erkrankung heilt folgenlos aus. Hauptgefahr der akuten Infektion ist die so genannte fulminante Hepatitis, die mit einer oft tödlich endenden schweren Leberzerstörung einhergeht. Sie tritt bei einer Hepatitis-B- oder Hepatitis-C-Virusinfektion in bis zu einem Prozent aller Fälle auf, im Rahmen einer Hepatitis A dagegen wesentlich seltener (0,1 %). Fulminante Virusinfektionen betreffen vor allem Schwangere.

Eine besondere Gefahr der Hepatitis B, C und D stellt der Übergang der akuten Infektion in eine chronische Verlaufsform dar, die bei Hepatitis-B-Infektionen im Erwachsenenalter in 5–10 % aller Fälle auftritt, nach einer

Hepatitis-C-Virusinfektion mit 50–70 % dagegen bedeutend häufiger. Ein nicht unbeträchtlicher Teil chronischer Hepatitis-B- und -C-Infektionen führt zu chronisch aktiver Hepatitis, die häufig in einer Leberzirrhose und im Tod durch Leberversagen endet.

Chronische Hepatitis-B- und -C-Infektionen sind an der Entstehung eines Leberzellkarzinoms beteiligt; so ist das Risiko eines chronischen Hepatitis-B-Virusträgers, an einem derartigen Tumor zu erkranken 300fach höher als das eines Menschen, der nicht mit dem Hepatitis-B-Virus in Berührung gekommen ist.

Weniger bekannt ist, dass der geschilderte typische Verlauf einer Virushepatitis durchaus nicht bei allen Infektionen auftritt. Ein großer Teil der Virushepatitiden verläuft anikterisch (ohne Gelbsucht) nur unter Allgemeinsymptomen oder klinisch vollkommen unauffällig. So führt eine Hepatitis A bei Kindern unter 5 Jahren nur in Ausnahmefällen zu einer ikterischen Erkrankung und nur 50–70 % aller infizierten Erwachsenen machen eine typische Hepatitis mit Ikterus durch. Auch an einer akuten Hepatitis B mit Ikterus erkranken nur weniger als die Hälfte aller Infizierten; bei der Hepatitis C sind es lediglich 20–30 %, die im Rahmen einer akuten Infektion ein typisches Bild entwickeln.

Die Übertragung der verschiedenen Hepatitiden

Die Hepatitiden A und E werden fäkal-oral übertragen: Die Viren werden mit dem Stuhl ausgeschieden und durch engen körperlichen Kontakt weitergegeben oder mit kontaminierten Nahrungsmitteln oder fäkal verunreinigtem Trinkwasser aufgenommen. Häufige Infektionsquellen für eine Hepatitis A sind roh oder ungenügend gekocht genossene Muscheln, Austern oder andere Schalentiere, die aus mit Fäkalien kontaminiertem Wasser stammen. Die Erreger der Hepatitis B, C und D werden dagegen ausnahmslos parenteral (unter Umgehung des Magen-Darm-Traktes – sprich v.a. über das Blut) übertragen. Die Viren befinden sich im Blut und müssen in die Blutbahn des nächsten Wirtes gelangen, um mit dem Blutstrom die Leber zu erreichen.

Bei chronischen Leberleiden, wie bei der chronischen Hepatitis, erreicht man oft durch die Große Ozon-Eigenblutbehandlung eine Besserung auf Dauer.

Hinweise für Heilpraktiker:
Seit dem 1.1.2001 ist es dem Heilpraktiker erlaubt, Patienten, die an einer Hepatitis leiden zu behandeln, aber es ist ihm verboten, den Patienten wegen der Hepatitis zu behandeln. So kann ein Patient vom Heilpraktiker zwar mit

Ozontherapie behandelt werden, wenn er eine Hepatitis hat, aber gleichzeitig unter arteriellen Durchblutungsstörungen leidet. Eine Behandlung zur Verbesserung der Leberwerte wäre jedoch illegal.

Die Leber braucht zur Ausübung ihrer vielen Funktionen viel Sauerstoff. Sie ist neben dem Gehirn, dem Herzen und den Nieren das Organ, das durch Sauerstoffmangel schnell geschädigt wird. Durch die GEB wird der Leber eine große Menge von Sauerstoff zugeführt, den sie zur Regeneration dringend braucht.

Stoffwechselkrankheiten, die häufig als Ursache eine chronische Leberkrankheit haben, werden günstig beeinflusst. Erhöhte Blutfette können durch Ozon abgebaut werden, dadurch nimmt die Gefahr ab, an einer Arteriosklerose zu erkranken.

Da Ozon einerseits viruzid ist, andererseits eine außergewöhnlich gute Verträglichkeit bei parenteraler Verabreichung zeigt, fordern diese Eigenschaften geradezu den Einsatz des dreiwertigen Sauerstoffs bei Viruserkrankungen. Dr. med. Horst Kief, Ludwigshafen, forschte über Hepatitis und deren Behandlung mit Ozon und kam zum Ergebnis, dass die Behandlung von Viruserkrankungen den Einsatz von O_2/O_3-Gemischen geradezu herausfordert, da für das Ozon neben seiner Bakterizidie und Fungizidie die Viruzidie von der Gewässeraufbereitung her vielfach nachgewiesen ist.

Kief (1983) berichtet über seine Erfahrung an 24 Patienten mit chronischer Hepatitis, die mit Ozon behandelt wurden. Dabei wurden jeweils 200 ml Blut mit 200 ml Ozon bei einer Konzentration von 40 µg/ml (das ergibt eine Gesamtmenge von 8 000 µg) in wöchentlichen Behandlungen und dann alle zwei Wochen behandelt. Zwischen den hyperbaren Anwendungen wurden Kleine Ozon-Eigenblutbehandlungen (5 ml Blut mit 5 ml Ozon) durchgeführt. Im zeitlichen Mittel lag die Dauer einer Behandlung bis zum endgültigen Erreichen normaler Werte für alle Laborparameter (SGOT, SGPT und γ-GT) bei 145 Tagen.

In etwa 50 % der Fälle tritt vor der Normalisierung ein reaktiver Wiederanstieg dieser Werte ein. Dieses Phänomen, das während der Inkubationszeit der Hepatitis auftritt, lässt uns an eine Immunitätsreaktion infolge der hohen Ozondosis denken.[34]

---

[34]   Kief 1983

Nach den Befunden von Ehrlich, der 1960 bereits feststellte, dass dem Ozon eine sicher sterilisierende Wirkung auf das Hepatitis-B-Virus zuerkannt werden kann, und zwar bei einer Konzentration von 1,8 mg auf 100 ml Blut, muss die Behandlung der chronischen Hepatitis den Einsatz von Ozon geradezu herausfordern.

Wehrli berichtet über eine Statistik von 10 000 Transfusionen mit ozonisiertem Transfusionsblut, bei denen in keinem einzigen Fall eine Virushepatitis festgestellt werden konnte.

Auch Wolff überblickte eine Zahl von über 2 000 Transfusionen, in deren Gefolge es ebenfalls zu keinen Hepatitisfällen kam. Bei einer Häufigkeit der Transfusionshepatitis von bis zu 17 % sind diese Ergebnisse als exzellent zu bezeichnen.

Konrad berichtete 1981 über insgesamt 13 Hepatitisfälle, die nach einer modifizierten HOT behandelt wurden (8 Fälle Hepatitis A, eine Hepatitis Non A Non B, vier Fälle chronischer Hepatitis). Nach seinen Angaben waren die Patienten nach maximal 6 Applikationen völlig gesund im Verlauf von 16 Tagen. Ähnlich Positives war von den vier Fällen chronischer Hepatitis zu berichten, auch hier wurden Normalwerte für die Transaminasen erzielt.

Binder berichtete 1980 über Behandlungsergebnisse an 17 Patienten. Eine Aufschlüsselung der Fälle nach Virustypen bzw. nach chronischen und akuten Verlaufsformen durch den Autor erfolgte nicht. Bei 9 Patienten wurde die Behandlung erfolgreich abgeschlossen, 8 Patienten standen noch in Behandlung zum Zeitpunkt der Veröffentlichung, bei 6 Patienten war bereits eine Besserung nach subjektiven, klinischen und labortechnischen Kriterien erzielt worden.

Dorstewitz berichtete 1981 über 7 Fälle von Hepatitis, davon 2 akute Verlaufsformen und 5 Fälle von chronisch persistierender Hepatitis, die er mit Erfolg behandelte.

Es empfiehlt sich folgendes *Behandlungsschema:*

1. Einmal wöchentlich eine hyperbare Ozontherapie mit 220 ml Eigenblut und der gleichen Menge O_2/O_3-Gemisch à 40 µg. Nach etwa 3–4 Wochen sollten diese Abstände auf 14-tägige Intervalle oder länger gestreckt werden, um dem Körper Zeit zur Immunreaktion zu lassen.

2. Zwischen den Behandlungen, also nach 3–4 Tagen in den ersten Zeitintervallen oder nach einer Woche in einer späteren Behandlungsphase, sollte eine kleine Eigenblutbehandlung mit 5 ml ozonisiert nach Windstosser verabfolgt werden.

Dr. Victoria Orense Fernandez, Madrid, behandelt ebenfalls Hepatitispatienten mit Ozon und kommt zu ähnlichen Ergebnissen.

Die viruzide Wirkung des Ozons ist im Vergleich zur bakteriziden weniger untersucht worden. Trotzdem wissen wir, dass hierzu relativ hohe Ozonkonzentrationen erforderlich sind. Es scheint erwiesen, dass das Virus mit Membran empfindlicher ist als dasjenige ohne Membran.

Wenn wir für die Entstehung mancher Tumoren Viren als Ursache annehmen und die chronisch aggressive Hepatitis als voronkologische Stufe betrachten, können wir sie in die Gruppe der mit Ozon zu behandelnden Krankheiten einschließen (Kief, 1985).

Die Behandlung der Virus-Hepatitis mit Ozon stützt sich auf drei Mechanismen:
• die Fähigkeit des Ozons, das Virus zu hemmen und die spezifischen Zellempfänger zu neutralisieren,
• den Effekt über immunologische Mechanismen durch Anregung der Phagozytose und schnelle Ausscheidung der zerstörenden Zellen,
• die Verbesserung des Zellmechanismus durch Vergrößerung des Sauerstoffverbrauchs.

Der gute Erfolg bei der Anwendung von Ozon bei Hepatitis konnte an zahlreichen Patienten nachgewiesen werden. Zwei Therapeuten beschreiben dabei die Anwendung der hyperbaren Ozontherapie (150–200 ml Blut bei einer Gesamtozonmenge von mehr als 9 000 µg) jeden 3. Tag über einen Zeitraum von insgesamt 16 Tagen.

Viele Therapeuten beobachteten die schnelle Besserung des Allgemeinzustandes der Patienten schon nach der 2. Ozonbehandlung ebenso wie die Senkung der Laborparameter, insbesondere Bilirubin, SGOT, SGPT und γ-GT.

Allem Anschein nach verhindert die Ozonbehandlung die Entwicklung der akuten Virushepatitis zur schleichenden Form. Bis heute ist nach Darstellung sämtlicher Autoren kein Fall bekannt geworden, nach dem die Virushepatitis einen chronischen Verlauf genommen hat.

Auch die chronisch aggressive Hepatitis wurde von mehreren Therapeuten mit der hyperbaren Ozontherapie behandelt. Dabei wurde eine der Behandlung der akuten Hepatitis vergleichbare Ozonkonzentration gewählt, die Behandlung jedoch in größeren Zeitabständen (Wochen oder jeden zweiten Monat) durchgeführt.

Buchwalder (1980) behandelte sich selbst mit der großen hyperbaren Ozontherapie. Er spritzte sich 500 ml Eigenblut mit 54 µg/ml Ozon. Vier Monate nach dem Ende der Behandlung wiederholte er die Ozontherapie, dieses Mal mit 40 µg/ml Ozon und 150 ml Eigenblut. Nicht nur die Leberwerte normalisierten sich, sondern auch die Leberbiopsie zeigte keine pathologischen Veränderungen, obwohl sie zu Beginn der Krankheit positiv war. Buchwalder behandelte 15 Patienten mit chronischer Hepatitis Typ B auf dieselbe Weise. Alle Patienten hatten – neben der Normalisierung der Leberwerte – nach beendeter Behandlung auch Hepatitis-Antikörper ausgebildet und erhielten lebenslange Immunität. Buchwalder hat auch dialysepflichtige Patienten mit chronischer Hepatitis B erfolgreich behandelt. In diesen Fällen benutzte er große Blutmengen (600 ml) und hohe Ozonkonzentrationen (54 µg/ml). Zu beachten ist hierbei, dass Ozonbehandlung und Dialyse niemals gleichzeitig durchgeführt wurden.

Ozon hemmt die Viren, sodass sie die Leberzellen nicht infizieren können, und begünstigt die Zerstörung und Ausscheidung der bereits infizierten Zellen, weil die geschädigte Zellmembran gegen Ozon empfindlich ist („oxidativer Stress"), während die gesunden Zellen von Ozon nicht angegriffen werden.

AIDS[35]

Die viruzide Eigenschaft des Ozons könnte vielleicht erfolgreich gegen die AIDS-Erkrankung eingesetzt werden. Verschiedene Arbeiten und Versuche können hier einen nützlichen therapeutischen Ansatz liefern.

---

[35] Seit dem 1.1.2001 ist es dem Heilpraktiker erlaubt, Patienten, die an AIDS leiden, zu behandeln, aber nicht wegen dieser Infektion oder Erkrankung. Da aber die Ozontherapie gerade hier hilfreich ist, kommt der Heilpraktiker in einen Konflikt. Da bekannt, und auch durch die Literatur belegt ist, dass die Ozontherapie eine, das Immunsystem stärkende Wirkung hat, kann nach dem neuen Infektionsschutzgesetz dem Heilpraktiker dringend davon abgeraten werden, AIDS-Patienten zu behandeln.

Wirkung von Ozon auf HIV in experimentell infiziertem menschlichem Blut

Ozon wird in Europa seit vielen Jahren bei der Behandlung von Spenderblut verwendet, um die Übertragung von Hepatitis einzuschränken. Außerdem wird Ozon gefahrlos bei Patienten zur Behandlung verschiedener medizinischer Probleme eingesetzt. Von K.F. Wagner, D.L. Mayers, G.P. Linette und R.I. Sheppard, Naval Hospital Bethesda MD., Georgetown University, Washington D.C. Shappard – Bass North Miami Beach, FLA wurde eine Studie durchgeführt, um die Wirkung von steigenden Ozonkonzentrationen auf das menschliche, immunschwächende Virus (HIV) in experimentell infiziertem menschlichem Blut zu bestimmen. Die Studie wurde im Marinekrankenhaus in Washington D.C. durchgeführt. Sie legt nahe, dass Ozon vielleicht ein wirksames antivirales Agens gegen HIV ist.

Therapie der AIDS-Erkrankung mit der Ozontherapie

Bei Dr. H. Kief, Ludwigshafen, wurden 24 Patienten, davon 9 AIDS-Patienten und 15 ARC[36]-Patienten, mit hyperbarer Ozontherapie bei einer Ozonkonzentration von 40 µg auf 1 ml Sauerstoff und einer Gesamtmasse von 10 000 µg Ozon behandelt. Bei einer Blutmenge von 200 ml musste dabei mehrfach ozonisiert werden. Die Häufigkeit der Behandlungswiederholungen war abhängig vom Schweregrad der Erkrankung, das heißt beim Vollbild der AIDS-Erkrankung wurde diese Behandlung täglich durchgeführt, beim ARC-Stadium beschränkte man sich auf durchschnittlich zwei Wiederholungen pro Woche.

In der klinischen Verlaufsbeobachtung ist bei ARC-Patienten ein deutlicher Rückgang der Lymphknotenschwellungen meist bis zum vollständigen Verschwinden zu bemerken, sowie eine rasch einsetzende Vitalitätssteigerung. Konzentrations- und Merkfähigkeit werden als Zeichen einer Remission der Virusenzephalopathie verbessert und die Infektionsneigung verringert.

Sofern es zur Ausbildung des vollen klinischen AIDS-Bildes gekommen ist, sind die Remissionschancen erheblich schlechter. Von den 9 (AIDS-)Patien-

---

[36]   ARC = AIDS-related Complex. Dabei handelt es sich um ein Krankheitsbild, das auf einem HIV-bedingten Immundefekt beruht und das der Erkrankung an AIDS zeitlich voraus gehen kann.

ten sind 6 verstorben. Allerdings lassen hier schon die Ausgangswerte vor Behandlung erkennen, dass es sich um Patienten im Finalstadium handelte. Bei den übrigen ARC-Patienten ist übrigens auch ein deutlicher Rückgang opportunistischer Infektionen zu erkennen.

Insgesamt lässt sich sagen: Je günstiger die Ausgangsposition der Laborparameter des Patienten ist, desto günstiger ist auch die Aussicht, eine Vollremission zu erzielen.

Rheumatische Erkrankungen

Etwa fünf Prozent der Weltbevölkerung leiden an Rheuma. Allein in der Bundesrepublik fallen durch rheumatische Erkrankungen gut neun Millionen Arbeitstage im Jahr aus – und jedes Jahr steigt die Zahl der arbeitsunfähigen Rheumatiker um weitere 20 000. Auch hier ist die Tendenz steigend. Rheuma ist einer der volkswirtschaftlich teuersten Krankheiten der Welt.

Der Sammelbegriff Rheuma umschließt einige hundert unterschiedliche Krankheitsbilder. Deshalb ist es schwierig, die sich häufig überschneidenden Krankheitserscheinungen zu überblicken. Rheumatische Erkrankungen teilt man in vier Untergruppen auf. Dies sind:
1. akuter Rheumatismus
2. akute andere Rheumaformen
3. chronisch entzündlicher Rheumatismus
   a) rheumatische Arthritiden
   b) Morbus Bechterew
   c) Kollagenosen
4. degenerative Gelenk- und Wirbelsäulenerkrankungen (Arthrose, Osteochondrose, Spondylarthrose)

Da alle rheumatischen Erkrankungen sehr schmerzhaft sind, muss im Vordergrund jeder Therapie eine Schmerzausschaltung und an zweiter Stelle eine Veränderung des bestehenden Zustandes zum Positiven stehen.

Durch seine entzündungshemmenden Eigenschaften erreicht man mit Ozon bei fast allen rheumatischen Krankheiten eine Besserung.

Einer Patientin, 61 Jahre, die seit über 10 Jahren an einer progressiv-chronischen Polyarthritis (pcP) litt, ging es nach jeder Großen Eigenblutbehandlung zusehends besser.

Jeweils während der Behandlung traten in entzündeten Fingergelenken stärkere Schmerzen auf, die dann ca. eine halbe Stunde nach der Behandlung wieder abgeklungen waren. Die Fingergelenke waren fast schmerzfrei und dieser Zustand hielt etwa drei Tage an. Im Ganzen hat sich ihr Zustand erheblich gebessert, sodass sie wieder Gartenarbeiten durchführen kann, was früher nicht mehr möglich war.

Zusätzlich zu dieser Behandlung erhielt die Patientin pflanzliche Mittel, z.B. Solidago (Goldrute), um die Ausscheidung der Nieren und den Abbau eventuell vorhandener Harnsäure anzuregen.

Erhöhte Harnsäurewerte können zur Gicht, meist beginnend mit einem Gichtanfall, führen. Hier sind weiterhin zusätzlich diätetische Maßnahmen angebracht mit Reduzierung der Fleischzufuhr, insbesondere innerer Organe wie Leber, Niere, Milz, also eine purinarme Kost. Dies ist unumgänglich, um eine Gichterkrankung in den Griff zu bekommen. Zur Senkung der Harnsäurewerte haben sich Naturheilmittel bestens bewährt.

Bei Arthrosen und bei dem akuten Zustand der Arthritis wird man versuchen mit Hilfe der Ozonbehandlung eine Besserung zu erreichen. Hier ist eine Kombination mit Neuraltherapie oder mit Baunscheidtieren erfolgversprechend. Auch die Kombination von Akupunktur und Ozonbehandlung, wie bei der subkutanen Ozontherapie (S. 84) beschrieben, findet hier Anwendung.

Noch ein Wort zum Baunscheidtieren. Diese Naturheilmethode, auch als Akupunktur des Westens bezeichnet, hat unter den Heilpraktikern viele Anhänger. Mit einem Stempel, an den Nadeln kreisförmig angebracht sind, oder mit einer entsprechenden Rolle wird die Haut leicht angeritzt. Anschließend wird ein speziell für das Baunscheidtieren hergestelltes Öl aufgetragen. Die anschließende starke Hautreaktion bewirkt eine sehr tiefe Erwärmung der unter der Haut liegenden Gewebeschichten und eine Abgabe von unter der Haut befindlichen Schlackenstoffen. Durch diese Therapie kann eine Vielzahl von Krankheiten positiv beeinflusst werden. Die meisten Gelenkserkrankungen können mit Hilfe des Baunscheidtierens gebessert werden.

Neuraltherapeutisch kann mit Procain behandelt werden. Je nach Ausdehnung des Schmerzfeldes und der Applikationsart werden $1/4$ bis 4 ml s.c., i.m. oder i.v. injiziert.

Es dürfen keine Medikamente mit Ozon vermischt werden, deren Inhaltsstoffe mit Ozon reagieren können (Phytotherapeutika oder Organextrakte). Bei Homöopathika ab D 4 sind aufgrund der Verdünnung (mehr als 10 000fach) keine Reaktionen zu erwarten. Bei der GEB darf niemals ein Medikament in das Blut oder die Vakuumflasche vor der Ozonisierung gegeben werden. Eine i.v.-Injektion eines geeigneten Medikaments nach der Reinfusion direkt in die Vene ist möglich.

Sudeck-Syndrom

Scherf drückte anlässlich der 4. Arbeitstagung der Ärztlichen Gesellschaft für Ozontherapie e.V. 1975 in Baden-Baden sein Unverständnis dafür aus, dass zu den Behandlungsarten der akuten fleckigen Knochenatrophie, jetzt allgemein Sudeck-Atrophie genannt, angefangen von Ruhigstellung, meist mit Gipsverband, Bädern verschiedener Art, Massagen und durchblutungsfördernden Injektionen, die Ozonbehandlung nicht schon längst einen festen Platz gefunden hat. Er referierte, dass alle herkömmlichen Behandlungsarten dem Patienten keine Heilung seiner Erkrankung, noch nicht einmal Besserung, sondern manchmal sogar eine Verschlechterung bringen.

Wir haben früher eine ganze Reihe Endzustände beim Sudeck-Syndrom beobachten können, besonders häufig bei Fersenbeinbrüchen (aufgerichtete und nicht aufgerichtete). Das waren Verletzte, die dann auf viele Jahre, vielleicht sogar für dauernd, im hohen Prozentsatz erwerbsgemindert waren.
Ich erinnere mich an einen Drucker, der mit der rechten Hand zwischen zwei Druckwalzen geriet. Es war kein Knochen gebrochen, aber nach zwei Jahren konnte er weder Handgelenk noch die Finger der verletzten Hand noch nicht einmal um fünf Grad bewegen. Die Haut war atrophisch, glasig und livide verfärbt. Ganz erheblich waren die subjektiven Beschwerden.
Seit etwa 20 Jahren behandle ich die Sudeck'sche Erkrankung ausschließlich mit Ozon. Der Beginn der Behandlung wurde dadurch veranlasst, dass ein beim Skilaufen Verletzter mit einer anatomisch nicht gut geheilten Fraktur des Tibiakopfes und bestehender Sudeck'schen Erkrankung in meine Behandlung kam.
Der Befund wurde von einer namhaften Klinik als Endzustand bezeichnet. Die Beweglichkeit war nur etwa 30 Grad. Erheblich aber waren die subjektiven Beschwerden. Ich umspritzte nun das Kniegelenk mit Ozon-Sauerstoff-Gasgemisch subkutan mit 23 µg O_3/ml. Das war mit erheblichen Schmerzen verbunden, aber am nächsten Tage bereits erklärte mir der Patient, dass er das erstemal seit einem $3/_4$ Jahr ohne Schmerzen sei.[37]

Das erschien nun nicht nur dem Patienten, sondern auch ihm wie ein Wunder. Er setzte die für den Patienten immerhin schmerzhafte Behandlung fort. Der erste Erfolg war das vollständige Verschwinden seiner Schmerzen. Nach

[37] Dr. med. H. Scherf, München

wenigen Wochen war das Sudeck-Syndrom sowohl klinisch als auch röntgenologisch ausgeheilt. Nur die bestehende Bewegungseinschränkung hatte sich noch nicht gebessert.

Dieser etwas ans Wunderbare grenzende Fall war der Auftakt einer großen Serie von Ozonbehandlungen beim Sudeck-Syndrom, die alle ohne Ausnahme sehr erfolgreich verliefen, sodass die verschiedenen Berufsgenossenschaften, mit denen er zusammenarbeitete, aufmerksam wurden.

Faszinierend war dabei die meist sofort einsetzende Schmerzbefreiung.

Sehr bald nach der Schmerzbefreiung kommt es zur Änderung des klinischen Befundes. Die Schwellung der erkrankten Gliedmaße nimmt ab, die Glanzhaut wird wieder normale Haut, die Temperatur normalisiert sich und schließlich kommt es ganz ohne Bewegungsübung oder entsprechende andere Maßnahmen von selbst zur Besserung der Beweglichkeit des erkrankten Gliedes bis zur Wiederherstellung ad integrum.

Auffallend ist auch die Änderung des röntgenologischen Befundes, der sich bereits nach kurzer Zeit und parallel zum Verschwinden der klinischen Symptome bessert. Zuerst verliert die Knochenatrophie ihren fleckigen und verwaschenen Charakter, sie nimmt mehr den Charakter einer allgemeinen Atrophie an. Allmählich bilden sich wieder Knochenstrukturen, die erst verbreitert wirken, aber sich doch bald normalisieren.

Als abgelaufen betrachtete Dr. Scherf das Sudeck-Syndrom erst, wenn die Gelenkkonturen, was besonders gut bei Hand- und Fußwurzelknochen erkennbar ist, auf dem Röntgenbild ihre scharfe Akzentuierung verloren haben.

Als Beispiel möchte ich den Fall einer Filialleiterin anführen, die zwei Jahre nach dem Unfall begutachtet werden sollte. Sie hatte einen Speichenbruch rechts erlitten. Hand und rechtes Handgelenk waren äußerlich wohl ganz normal, der Bruch war röntgenologisch sichtbar gut und achsengerecht geheilt, es bestand aber immer noch eine erhebliche Bewegungseinschränkung, die schließlich Anlass zu einer Rentenbeurteilung war. Auf dem Röntgenbild waren die Knochenstrukturen und der Kalksalzgehalt wohl ganz normal, nur zeigten die Gelenkkonturen, besonders die der Handwurzelknochen, eine etwas scharfe Akzentuierung, die auf den Röntgenaufnahmen der gesunden Seite nicht vorhanden war und als Restzustand eines „Sudeck" gewertet werden musste. In der Krankengeschichte war ein „Sudeck" nicht erwähnt. Ich behandelte nun diese Patientin vier Wochen lang 3-mal wöchentlich mit Ozonbegasung. Beutel 20 Minuten 42 µg O_2/ml.

Bei den Behandlungen der Sudeck-Atrophie gab er anfangs, abgesehen von dem ersten oben beschriebenen Fall das Ozon-Sauerstoff-Gasgemisch nicht mehr subkutan verabreicht, weil das doch meist sehr schmerzhaft war, sondern intraarteriell 20 ml mit 23 µg O_3/ml. Sehr bald aber ging er jedoch zur Ozonbegasung mittels Plastiksackes oder zur intravenösen Verabreichung über[38].

Über die Ursache des dystrophischen Entgleisens bei Knochenbruchheilvorgängen oder bei Entzündungen, gibt es noch keine befriedigende Erklärung. Es kann aber doch wohl angenommen werden, dass beim Sudeck-Syndrom eine Gefäßalteration in der Umgebung des Krankheitsherdes (Knochenbruch) in irgendeiner Form eine tragende Rolle spielt. Erst, wenn die Gefäße wieder normal funktionieren, kann der osteoklastischen Phase ein Ende gesetzt werden, können die Osteoblasten beginnen, wieder normale Kalkverhältnisse zu schaffen. Sicher lohnt es sich, diese Frage der Ursache des Erfolges der Ozonbehandlung beim Sudeck-Syndrom weiter zu verfolgen. Als Beispiele für die Ozonbehandlung sollen hier drei besonders schwere Fälle angeführt werden.

Fall 1

G. M., geb. 3.9.20. Der Patient erlitt am 5.8.1965 einen Unfall, als er von einem Lastwagen sprang und mit dem linken Fuß auf einen kleinen Stein trat. Der Patient war Strafgefangener und wurde im Gefängnisrevier behandelt. Erst als das Bein immer dicker wurde und die Haut eine livide Verfärbung annahm, wurde der Patient am 19.10.1965 mir zugeführt. Der linke Fuß war sehr stark verdickt, es bestand eine Lividverfärbung und Glanzhaut, die Beweglichkeit in den Sprunggelenken war vollständig aufgehoben. Röntgenologisch zeigte sich eine Fersenbeinfraktur mit Abflachung des Tubergelenkwinkels und eine Sudeck-Dystrophie 3. Grades. Der Patient wurde nun sofort mit Ozon behandelt, worauf bereits nach wenigen Tagen die Schmerzen erheblich zurückgingen. Röntgenologisch war bereits am 10.11.1965 der fleckige Charakter der Atrophie verschwunden und wieder deutliche Knochenstrukturen erkennbar. Am 31.1.1966 zeigte das Röntgenbild des linken Fußes wieder normale Verhältnisse bis auf eine etwas schärfere Akzentuierung der Fußwurzelknochengelenke. Die Behandlung wurde beendet am 10.3.1966. Die Beurteilung der Erwerbsminderung war:

---

[38] Anmerkung: Intravenöse Injektionen dürfen heute nicht mehr durchgeführt werden.

60 % vom 17.1.1966 bis 28.2.1966
30 % vom 1.3.1966 bis 31.7.1966
20 % vom 1.8.1966 bis 7.3.1967
0 % ab 8.3.1967

Das heißt also, der Patient war 19 Monate nach dem Unfall bei einem nicht aufgerichteten Fersenbeinbruch und einem „Sudeck" 3. Grades vollkommen ausgeheilt und beschwerdefrei.

Fall 2

E. N., 29 Jahre. Die Patientin bekam ein Sudeck-Syndrom nach einer Venenentzündung am linken Unterschenkel. Sie kam zu mir in Behandlung am 24.4.1963. Auf dem Röntgenbild war fast keine Knochenstruktur am Mittelfuß und Fußwurzelknochen mehr erkennbar. Man konnte die Umrisse der verschiedenen Knochen nur noch als blassen Schatten erkennen. Am 13.2.1964 war die Patientin wieder soweit hergestellt, dass die klinischen Symptome vollständig verschwunden waren und röntgenologisch sich wieder normale Verhältnisse eingestellt hatten.

Fall 3

Es ist mir ein Fall noch in Erinnerung, dessen Namen ich nicht mehr kenne. Es handelt sich um einen Nageldurchstich neben dem Köpfchen des Os metacarpi IV. Eine Knochenverletzung war röntgenologisch nicht nachweisbar. Im Verlauf der Behandlung nach drei Wochen, kam es zu einer erheblichen Verdickung der Mittelhand, sodass ich zunächst das Entstehen einer schweren Phlegmone vermutete. Eine erneute Röntgenaufnahme ließ jedoch erkennen, dass es zu einer vollständigen Osteolyse des ganzen Os metacarpi IV gekommen war. Von dem Knochen war keine Struktur mehr erkennbar, es war nur noch ein Schatten der Umrisse vom Knochen zu sehen. Der Patient wurde mit täglicher Ozongabe mittels Plastiksack behandelt. Bereits nach vier Wochen zeigte sich im Röntgenbild wieder normale Knochenstruktur vom Os metacarpi IV. Die Wunde war schon vorher ausgeheilt, die Schwellung beseitigt, ohne dass irgendwelche andere Maßnahmen als Salbenverbände und Ozonverabreichung vorgenommen worden wären.

Zusammenfassung: Es ist zu sagen, dass die Ozonbehandlung beim „Sudeck" meines Erachtens die einzig wirksame Behandlung darstellt. Auffallend ist die sofortige Schmerzbefreiung und das nachfolgende Verschwinden der klinischen Erscheinungen. Parallel mit dem Verschwinden der klinischen

Erscheinungen kommt es zu einer auffallend schnellen Besserung des röntgenologischen Befundes. Die Erfahrungen haben gezeigt, dass es nicht darauf ankommt, welche Applikationsform gewählt wird.[39]

Hauterkrankungen

Bei denjenigen klinischen Anwendungsmethoden, bei denen das Ozon extern appliziert wird, kann man davon ausgehen, dass angesichts des direkten Kontakts zwischen Ozon und Organismus Mikroorganismen, Bakterien, Viren oder Pilze durch eine Vielzahl verschiedener Mechanismen inaktiviert werden. Dies wird bei der Behandlung von Mykosen zu Nutzen gemacht. Hier wird die Haut oberflächlich begast. Der betroffene Hautabschnitt, bei Mykosen sind es oft die Füße, wird mit Ozon begast. Eine weitere Möglichkeit besteht im Einsatz von ozonisiertem Olivenöl (S. 105). Bei Hauterkrankungen wie Ekzemen, Erythrose, Wunden und Geschwüren hat sich die subkutane Ozontherapie gut bewährt. Zahlreiche Autoren berichten über zum Teil verblüffende Ergebnisse.

Ozon in der Chirurgie

1916/17 wurde eine größere Anzahl von Kriegsverwundeten mit jauchigen Wunden aller Art, mit komplizierten Knochenbrüchen, Phlegmonen, Abszessen und Fisteln mit einem Ozon-Sauerstoff-Gasstrom behandelt. Diese Behandlung, die von A. Wolff durchgeführt wurde, zeigte besonders bei gangränösen, jauchig stinkenden Wunden einen hervorragenden Erfolg. Wolff glaubt, dadurch viele Gliedmaßen vor der Amputation gerettet zu haben.

Über ähnliche Ergebnisse wurde in Wien von Gleich berichtet. Dort wurden 82 Soldaten mit einem Ozongasstrom behandelt, der durch Seidenkatheter in die Wunden geleitet wurde. Auch hier war der Erfolg groß.

---

[39] Dr. med. H. Scherf, München

Heute wird die Begasung in einem abgeschlossenen Raum, nämlich in einem luftdicht verschlossenen Plastikbeutel, vorgenommen. Der Plastikbeutel, der luftdicht angelegt wird, wird leergesaugt. Das entstandene Vakuum wird durch ein Ozon-Sauerstoff-Gemisch ersetzt. Die Anwendung empfiehlt sich besonders bei: Ekzemen, bakteriellen Infektionen peripheren Durchblutungsstörungen, offenen Beinen (Ulcus cruris) und schlecht heilenden Wunden. Vor der Begasung muss die Haut stark befeuchtet werden.

Eine andere Möglichkeit der Behandlung von Wunden ist die Ozon-Unterdruckbegasung. Dabei wird das O_2/O_3-Gemisch in eine über die betreffende Wunde gestülpte Kunststoffglocke geleitet, aus dieser mit Unterdruck abgesaugt, sodass ständig ein Unterdruck vorhanden ist. Durch diese Behandlung wird verstärkt die Durchblutung des betreffenden Wundabschnittes angeregt, verbunden mit einer verstärkten Wundsekretion und einer anfänglichen Blutung. Die Unterdruckbegasung wird angewandt bei:

- Druckgeschwüren durch Wundliegen (Dekubitus)
- offenen Beinen (Ulcus cruris), schlecht heilenden Wunden und Abszessen
- Strahlenschäden durch Röntgenstrahlen
- oberflächlichen Tumoren während und nach Röntgenbestrahlungen.

Die Wirkung der Ozon-Unterdruckbegasung stellt sich wie folgt dar:

- Hyperämie (vermehrte Durchblutung) durch Ozon
- Hyperämie durch Unterdruck
- Wundsekretion, anfänglich Blutungen
- Wundreinigung, Desinfektion, Zerstörung nekrotischen Gewebes
- Geruchsminderung
- Anregung der Granulation und der Epithelialisierung
- Minderung bzw. Rückbildung der Schrumpftendenz von Narben.

Ozontherapie in der zahnärztlichen Chirurgie

Besondere Abwehrmechanismen in der Mundhöhle lassen häufig nach Zahnextraktion eine relativ komplikationslose Wundheilung zu.

Bei einem ganz gesunden Menschen gibt ein Abwehrmechanismus aus dem Speichel Immunglobuline und Immunkonglutinine in die Mundhöhle ab und damit sind Antikörper gegen die von außen in die Mundhöhle und in die Wunde eindringenden Bakterien vorhanden. Bei Umweltgeschädigten und bei chronisch Kranken reicht der vorhandene Abwehrmechanismus nicht mehr aus. Es kommt zur verzögerten Heilung.

Der Sinn einer Wundversorgung ist, zu vermeiden, dass Schadstoffe aus der Umwelt in den Organismus eindringen, sodass der Substanzverlust störungsfrei durch den Körper ersetzt werden kann. Hier spielt die Wirkung des Ozons schon bei der Desinfektion des Wundgebietes eine große Rolle. Die Mundspülung mit ozonisiertem Wasser muss ca. 2–3 Minuten erfolgen.

Seine Hauptwirkung erzielt Ozon jedoch auf dem humoralen Sektor. Ozon vermag lokal sowohl Serum als auch Erythrozyten mit Sauerstoff anzureichern und erhält damit über die extrazelluläre Flüssigkeit den lokalen Stoffwechsel trotz gestörter Gefäßverhältnisse aufrecht.

Viele Praktiker machten die Erfahrung, dass unter Ozon eine signifikante Veränderung des Operationsgewebes zu verzeichnen war. Die Operationslappen, die oft dunkelrot bis livide gefärbt waren, werden unter Einwirkung des Ozonwassers hellrot. Auch das Knochengewebe mit seinen Markräumen verändert sich optisch positiv und Sickerblutungen kommen unter Ozoneinwirkung zum temporären Stillstand.

Ozon als zusätzliche Möglichkeit in der Krebstherapie

Die Behandlung von krebserkrankten Patienten mit Ozon kann nur als Zusatztherapie zur normalen medizinischen Krebsbehandlung erfolgen und zwar vorbereitend zur eventuellen Operation als auch postoperativ. Es wäre verantwortungslos, einen Patienten, der an Krebs erkrankt ist, den anerkannten Methoden der klinischen Medizin zu entziehen und ausschließlich mit biologischen Methoden in Verbindung mit Ozon zu behandeln.

Wenn die Entscheidung, den Patienten zusätzlich mit Ozon zu behandeln, gefallen ist, muss jedoch noch Folgendes beachtet werden:

- Die Entstörung aller vorhandenen Störfelder durch Neuraltherapie
- Aktivierung der Leberentgiftung und der Nierenausscheidung durch geeignete Medikamente
- Desensibilisierung des Organismus
- Entgiftung des Organismus
- Aktivierung der gestörten Zellatmung, an diesem Punkt setzt die Ozon-Sauerstoff-Therapie an
- Beseitigung der Erythrozytenglukose
- Aktivierung der Antikörperbildung

- Aktivierung der körpereigenen Abwehr
- Umstellung der Ernährung
- Beseitigung der pathologischen Darmdysbakterie und Aufbau einer physiologischen Darmflora durch Mikrobiologische Therapie
- Herz- und Kreislaufstützung durch geeignete Medikamente.
- Therapie der Dyspepsie, Dysfermentie und der oft gestörten Magensäureverhältnisse (Subacidität) bei manifester Dysbiose des Darms
- parenterale Vitaminsubstitution

Mikrobiologische Therapie

Die Mikrobiologische Therapie ist ein qualitätsgesichertes und inzwischen weit verbreitetes Heilverfahren. Durch gezielte Stuhluntersuchungen können Störungen des mikrobiellen Gleichgewichtes erkannt und behandelt werden. Die Fa. Ardeypharm, Herdecke, bietet laufend Seminare zur Mikrobiologischen Therapie an. Das Präparat Mutaflor hat in GCP-gerechten Studien die Wirksamkeit und Unschädlichkeit bei entzündlichen Darmerkrankungen belegen können. Keimpräparate müssen neben der Wirksamkeit auch die Unbedenklichkeit (keine pathogenen Eigenschaften) nachweisen können. Gerade wenn diese bei immungeschwächten Patienten verordnet werden, ist die Qualitätssicherung der mikrobiologischen Präparate von großer Bedeutung.

Während der Mikrobiologischen Therapie sollten folgende Ernährungsrichtlinien beachtet werden:
- Angemessene Kalorienzufuhr bei strikter Vermeidung jeglicher Überernährung.
- Auswahl von Nahrungsmitteln von hoher biologischer Wertigkeit im Sinne einer optimalen Versorgung mit allen essentiellen Nähr- und Wirkstoffen.
- Ausschaltung aller Nahrungsmittel, die vorwiegend reine Kalorienträger sind und wenig oder keine essentiellen Nähr- und Wirkstoffe enthalten: so genannte leere Kalorien. Als solche sind alle denaturierten Zucker-, Stärke- und Weißmehlprodukte zu betrachten.
- Verbot aller Fleisch- und Wurstwaren von Masttieren sowie aller gehärteten tierischen und pflanzlichen Fette.
- Bevorzugte Verwendung kalt geschlagener Pflanzenöle mit einem in Äquivalenz stehenden Komplex von essentiellen Fettsäuren und Vitamin E.
- Vegetabile Frischkost, Sauerteigbrot (aus Schrot oder Vollkorn), angemessene Versorgung mit fettarmen Eiweißträgern: mageres Rindfleisch, Magerquark, Kefir, Bioghurt etc.

- Beschränkung der Kochsalzzufuhr.
- Schonende Zubereitung der Speisen, um die Wirkstoffe der Nahrungsmittel zu erhalten.
- Ergänzung der Nahrungsmittel, die zur Aktivierung der Zellatmung dienen, wie z.B. Sauermilchprodukte: Buttermilch pro Tag ca. $^1/_2$ l; Buttermilchquark, Dickmilch. 10–30 Esslöffel reinen frischen Grünsaft (mit 10 Esslöffeln beginnen, pro Tag um 1 Esslöffel steigern): Brennnessel, Löwenzahn etc. bzw. $^1/_2$–1 l Rote-Beete-Saft, Rote-Beete-Most oder entsprechende Menge Rote-Beete-Pulver pro Tag. Milchsauer zubereitetes und durch natürliche Milchsäuregärung biologisch aufgewertetes Obst und Gemüse: mit saurem Rahm bzw. Bioghurt zubereitete Blattsalate, Sauerkraut, saure Bohnen, saure Gurken (nicht eingemacht) etc.
- Ausschaltung aller Zubereitungsformen von Speisen, die stoffwechselfeindlich sind, geräucherte und überhitzte Nahrungsmittel.

Es kann heute vermutet werden, dass die in den zivilisierten Ländern übliche Ernährung mitverantwortlich für die Entstehung von Krebserkrankungen ist. Die Erzeugung einer krebsdisponierenden Stoffwechsellage durch diese Nahrung erfolgt auf mehreren Wegen gleichzeitig. Außerdem führt diese viel Fleisch, Fett, Zucker und Salz enthaltende Kost häufig zur Obstipation und in deren Folge zu Fäulnisprozessen im Darm, bei welchen Darmbakterien im Zusammenwirken mit Gallensäuren krebserzeugende Nitrosamine fortwährend produzieren. Damit wird der schon zu Krebs disponierte Organismus von der kumulativen Einwirkung selbst hergestellter Kanzerogene getroffen. In dieser Situation muss das Auftreten einer Krebserkrankung – zumal häufig weitere exogene Kanzerogene hinzukommen – als sehr wahrscheinlich angesehen werden.

Sowohl zur Krebsprophylaxe als auch als Basistherapie bei bereits manifester Krebserkrankung muss daher eine Kostumstellung erfolgen. Nur durch eine solche Ernährungsumstellung kann das Krebsrisiko entscheidend verringert werden. Bei bereits vorliegender Krebserkrankung kann ein dauerhafter therapeutischer Erfolg ohne Rezidiv von allen sonstigen therapeutischen Maßnahmen nur dann erwartet werden, wenn gleichzeitig durch Kostumstellung das bisherige krebsdisponierende Stoffwechselmilieu abgebaut und in ein krebsresistentes, physiologisches Stoffwechselgeschehen übergeführt wird.

Ermuntert durch die Anregungen von H. Wolff forcierte Varro 1961 die Ozonanwendungen mit dem von Hänsler entwickelten Gerät „Ozonosan PM 60“. Beeindruckt durch die offensichtliche Überlegenheit des neuen Gerätes, setzte er das höher konzentrierte Ozon-Sauerstoff-Gemisch außer in den üblichen Indikationsbereichen nunmehr verstärkt auch bei Krebskranken mit sichtlicher Erfolgsverbesserung ein, ohne allerdings zu diesem Zeitpunkt genau zu wissen, warum das so war. Das wurde erst klar, als ihm Seeger seine experimentellen Arbeiten und seine jahrelangen Erfahrungen mit Tierversuchen erläuterte, in denen die Sauerstoffbindungsfähigkeit und die Utilisation des Sauerstoffs in der Zelle die entscheidende Rolle spielten. Im Zusammenhang mit den Entdeckungen und Beobachtungen von Warburg, O. Scheller, E. Juhl, J. Jssels, J. Wald, O. Gleichmann und K. Albrecht erstellte Varro eine so genannte 10-Wege-Therapie des Krebses, die er 1965 in München vor der Gesellschaft für Blut- und Geschwulsterkrankungen referierte. Inhalt war, dass Ozon mehr noch als der reine Sauerstoff in der Lage war, die Utilisationsstörungen im Zellbereich zu beseitigen und damit gleichzeitig die abnorm gesteigerte Glykolyse durch eine weitere Maßnahme neben dem Polyerga®[40] bremsen konnte.

Darin bestärkte sich in ihm die Kenntnis des reziproken Verhaltens von Oxidations- und Gärungsstoffwechsel und das Wissen um die schnelle Umwandlung des Ozons in Ozonide und Peroxide, deren Eigenschaften u.a. darin bestehen, überschüssige Blutlipide wegzuoxidieren (Albers, Mainz). In der Praxis sah das so aus, dass er nach anfänglichen Versuchen mit intravasaler Applikation und Darminsufflationen dem subkutanen und intramuskulären Weg den Vorzug gab, weil sich in einem ambulanten Praxisbetrieb mit begrenzten Raumverhältnissen und kleinem Personalstand die letztgenannte Anwendungsart als sicher und schnell und trotzdem wirksam erwies. Er injizierte seit Jahren die bewährte Konzentration von 27 µg/ml Ozon je 10 ml jeweils rechts und links intraglutäal. Nach der Injektion wird das Gas manuell verrieben. Das sind 540 µg pro Tag. Diese Dosierung bietet abgesehen von der Wirkung einen großen und variablen Spielraum nach oben und unten.

Es hat den Anschein, dass diese Tagesdosis so etwas wie der „Goldene Schnitt" applizierbarer Ozonmenge bedeutet. Von einer Steigerung der Dosis bei Krebskranken wurden keine signifikanten dauerhaften Besserungen gesehen, während bei Unterschreiten der Menge ein merklicher Leistungsabfall zu erkennen war.

[40] HorFerVit Pharma GmbH, Oldenburg

Zusammenfassung

Der zusätzliche Einsatz der Ozontherapie für die Krebstherapie bedeutet eine entscheidende Bereicherung der Behandlungsmöglichkeiten und erhöht zugleich die Überlebenschancen der Tumorkranken im prä- und postoperativen Bereich. Er scheint auch einen bemerkenswerten Einfluss auf den bisher nicht besonders erwähnten psychischen Zustand des Krebskranken zu entfalten. Damit leistet der Ozontherapeut auch einen nicht unwesentlichen Beitrag zur Erreichung einer besseren Lebens-, oder genauer gesagt, Überlebensqualität.

Der Idealfall derzeitiger Krebstherapie wäre die Integration der biologischen Kombinationsbehandlung in den uns allen bekannten Therapieplan der drei so genannten klassischen Disziplinen und zwar nicht erst in den terminalen Phasen des Krebsgeschehens, sondern zweckmäßigerweise vor dem operativem Eingriff, vor der Strahlenbehandlung und der zytostatischen Chemotherapie beginnend, oder wenigstens synchron, mit diesen drei Behandlungsarten. Dann die Fortsetzung in größeren Intervallen der Nachbehandlung zur Bekämpfung eventueller Kleinstmetastasen und zur Vermeidung von Rezidiven. Das würde den unschätzbaren Vorteil bedeuten, die postoperative Rekonvaleszenz deutlich zu bessern und erheblich zu verkürzen, dazu die anschließende Strahlentoleranz zu optimieren, die Haut- und Gewebeschädigungen weitgehend auszuschalten und auch die unerfreulichen Neben- und Nachwirkungen der so genannten Killer-Substanzen im Bereich der zytostatischen Therapie entscheidend zu drosseln.

Die Logik, die der Anwendung von Ozon-Sauerstoff in der Karzinomtherapie zugrunde liegt, stützt sich auf die Strategie, den gestörten Metabolismus der Krebszellen auszunutzen. Seit der ersten, von Warburg 1925 formulierten biochemischen Hypothese, dass alle Tumoren unter aeroben Bedingungen eine höhere Glykolyserate haben als gesunde Zellen, wurde intensiv nach Möglichkeiten gesucht, die sich auf die Behandlungsstrategie am besten auswirken.

Einige Tumoren haben in Gegenwart von Sauerstoff eine hohe Glukoseutilisations- und Laktatproduktionsrate. Sie dienen als Indikatoren für eine Reihe möglicher Mechanismen von Unterschieden im Membrantransport bis zu Variationen bei der ATP-Regulation. Die mitochondrialen Ribosomen von Krebszellen weisen Struktur- und Funktionsveränderungen auf, die zur Verringerung ihres oxidativen energieliefernden Potentials führen könnten und so für ihr begrenztes aerobes Potential verantwortlich wären.

Einige Autoren beschreiben eine Peroxidintoleranz von Tumorzellen. Da Katalase und Peroxidase der Tumorzellen insuffizient sind, können sie keine

Peroxide inaktivieren. Exponiert man solche Zellen gegenüber Ozon, soll der Laktatgehalt signifikant sinken. Dies weist darauf hin, dass Ozon bei einigen Karzinomen eine metabolische Hemmung induzieren könnte.

In einer Untersuchung (Dr. Gerhard Sunnen, New York) wurden Zellkulturen verschiedener Karzinomtypen mit nicht karzinomatösen menschlichen Lungenfibroblasten bei Exposition gegenüber ozonisierter Luft verglichen (0,3, 0,5 und 0,8 ppm[41] O_3 über 8 Tage).

Beim alveolären (Lungen-) Adenokarzinom, Adenokarzinom der Mamma, uterinen Karzinosarkom und dem Endometriumkarzinom wurde das Zellwachstum bei 0,3 ppm um 40 % und bei 0,5 ppm um 60 % gehemmt. Die nicht karzinomatösen Lungenzellen wurden von diesen Konzentrationen nicht beeinflusst. Bei Exposition gegenüber 0,8 ppm lag die Wachstumshemmung der Krebszellen bei 90 %. Interessanterweise begannen bei dieser Konzentration bei den Kontrollzellen die Anzeichen einer Verlangsamung des anabolen Stoffwechsels (50 %).

Die Autoren postulieren, dass Krebszellen der oxidativen Beanspruchung durch das Ozon wahrscheinlich aufgrund eines schlechter funktionierenden Glutathionsystems nicht so gut entsprechen können wie normale Zellen.

Schmerzbehandlung

Seit Anfang 1976 werden an der Universitätsklinik Gießen routinemäßig Ozonbehandlungen im Rahmen der Schmerztherapie durchgeführt. Dabei haben sich vier Indikationsschwerpunkte herauskristallisiert:
- Ozon als Zusatztherapie bei Karzinompatienten
- Ozon zur hämatogenen Oxidationstherapie (Oxygenierung von Eigenblut)
- Ozontherapie bei Durchblutungsstörungen und der arteriellen Verschlusskrankheit
- Ozonbehandlung bei chronischen Schmerzpatienten mit Neuralgien

Die schmerzstillende und entzündungshemmende Wirkung ist vermutlich zum größten Teil auf die Steigerung der Durchblutung zurückzuführen, die zur Folge hat, dass Schmerz erzeugende und entzündungsaktive Stoffe in verstärktem Maße abtransportiert werden.

---

[41] ppm = 1 Teilchen Ozon auf 10 Millionen Teilchen Luft

Die hyperbare Ozontherapie im Leistungssport

Die Anwendung der hyperbaren Ozon-Sauerstoff-Therapie an einem über Leistungsstagnation und Konzentrationsschwäche klagenden Leistungssportler beschreibt Dietrich Buchwalder, Bad Schwartau, Sportphysiotherapeut. Durch eine systematische Behandlung, umrahmt von einem speziell auf den Patienten abgestimmten Leistungstraining, gelang es, die Durchblutung und Mikrozirkulation des Patienten so zu verbessern, dass dieser heute der deutschen Leistungsspitze angehört.

Der Leistungssportler (Disziplinen 800- und 1000-m-Lauf) klagte über Leistungsstagnation und Konzentrationsschwäche, wodurch seine Motivation zur Steigerung der persönlichen Leistungen sehr litt. Eine zunächst durchgeführte Blutanalyse ergab folgendes Bild: Hämatokrit 54 %; Hämoglobin 16,3 g%, Erythrozyten 6,8 Mill.; Blutfette, Leberwerte, Blutzucker, Eiweiß o.B.; Calcium 4,2 mval/l; Kalium 4,1 mval/l; Magnesium 33,3 mval/l; Harnsäure 9,2 mg%. Sauerstoffpartialdruck arteriell 92 %; venös 63 %. Aufgrund dieser Laborwerte wurde als Ursache für die Beschwerden des Patienten ein gestörter Stoffwechsel diagnostiziert, verursacht durch falsche Ernährung (zu viel tierisches Eiweiß und unausgewogenes Einnehmen von Mineral-Vitamingetränken) und zu einer allgemein gestörten Durchblutung führend. Die Energiegewinnung über die Glukose fand somit bereits im anaeroben Bereich statt. Insgesamt wurde eine allgemeine intrazelluläre Hypoxie mit in der Folge gesteigertem Substratumsatz bei gleichzeitiger Erhöhung des glykolytischen Endproduktes Milchsäure diagnostiziert.

Um eine ausreichende Energieversorgung zu erzielen, war es erforderlich eine Durchblutungssteigerung im arteriellen und venösen Bereich mit verbesserter Sauerstoff- und Substratverwertung und einen beschleunigten Abtransport der Endprodukte, insgesamt also eine verbesserte Mikrozirkulation, zu erzielen. Von den in Frage kommenden Therapiemöglichkeiten erfüllte die hyperbare Ozon-Sauerstoff-Therapie in idealer Weise die Voraussetzungen, um das Sauerstoffdefizit im Gewebe zu beseitigen. Im Detail wurde der Sportler wie folgt behandelt:

Therapie:
- 12malige Behandlung „hyperbare Ozon-Sauerstoff-Therapie"
  = 150 ml Blut mit 3000 µg/ml Ozon, 4-mal
  = 150 ml Blut mit 3500 µg/ml Ozon, 8-mal

- 12 Ozoninjektionen i.m. 2-mal 10 ml je 160 µg/ml Ozon, davon 6 Injektionen vermischt mit Eigenblut und Ameisensäure.

Nach den Behandlungen mit hyperbarer Ozon-Sauerstoff-Therapie wurde ein speziell auf den Patienten abgestimmtes Leistungstraining durchgeführt, sofern es der jeweilige körperliche Zustand gestattete. Therapiebegleitend wurden spezielle Stoffwechsel- und Blutreinigungskonzentrate verabreicht.

Nach Abschluss der Behandlung lagen alle Laborparameter wieder innerhalb der Norm und der Sportler hatte wieder einen sehr guten Sauerstoffpartialdruck, dessen Ausnutzung jetzt bei 62 % lag. Im weiteren Verlauf der Therapie wurden neben der Verabreichung der Konzentrate, der Durchführung des Leistungstrainings, die intramuskulären Injektionen von wöchentlich einmal je 2-mal 10 ml zu 160 µg/ml Ozon pro Spritzenfüllung beibehalten. Halbjährlich bekommt der Sportler sechs intramuskuläre Ozoninjektionen vorbeugend injiziert. Er konnte seine Leistungen ohne Einnahme verbotener Substanzen so enorm steigern, dass er inzwischen der deutschen Leistungsspitze angehört!

Übersicht zu Indikationen und Konzentrationen

Die in den folgenden Tabellen angegebenen Behandlungsrichtlinien dienen dem besseren Überblick. Die Tabellen ersetzen nicht ein genaues Studium des Buches und die Beachtung der Geräteherstellervorschriften.

Unter Ozonkonzentration wird die am Ozongerät einzustellende Ozonkonzentration in µg/ml angegeben. Man beginnt mit dem niedrigeren Wert und steigert langsam von Behandlung zu Behandlung auf die therapeutische Dosis, die abhängig vom Zustand des Patienten ist.

Die Gesamtgasmenge ist die gesamte zur Behandlung benötigte Gasmenge (Ozon-Sauerstoff-Gemisch) in ml.

Die Ozonmenge ist die Menge des in der Gesamtgasmenge vorhandenen reinen Ozons in µg.

Für jede Indikation werden die gängigen und möglichen Behandlungsarten angegeben. Das heißt nicht, dass andere Behandlungsformen nicht auch mit Erfolg angewandt werden können.

Einige Behandlungsarten lassen sich kombinieren, so zum Beispiel die GEB mit der Begasung.

Niedrige Konzentrationen wirken durchblutungsfördernd (auch blutungsfördernd, z.B. Wundreinigung)!
Hohe Konzentrationen wirken blutstillend (z.B. Colitis ulcerosa)!
Niedrige Konzentrationen wirken immunstimulierend (Infektanfälligkeit, CA, Herdaktivierung)!
Hohe Konzentrationen wirken immunsuppressiv (z.B. Asthma, Autoimmunerkrankungen, pcP).

Indikation	Behandlungs-art	Ozon-konzen-tration [µg/ml]	Gesamt-gas-menge [ml]	Ozon-menge [µg]	Bemerkungen
AIDS[42]	Hyperbare Ozontherapie nach Kief (200–400 ml Blut)	40	200	8000	Die Häufigkeit der Behandlungswiederholungen ist abhängig vom Schweregrad der Erkrankung. Beim Vollbild der AIDS-Erkrankung wird diese Behandlung täglich durchgeführt, beim ARC-Stadium beschränkt man sich auf durchschnittlich zwei Wiederholungen pro Woche (Kief)
alternativ	GEB (100 ml Blut)	20–55	100	2000–5500	
Acne vulgaris	KEB (10 ml Blut)	10–30	20	200–600	O_3-Konzentration von Behandlung zu Behandlung steigern; tägliche Injektionen, insgesamt 5 Injektionen
Allergien	KEB (1–5 ml Blut)	30	10	300	1-mal wöchentlich behandeln. 10 Wochen lang. Bei Pollinosis vor Saisonbeginn beginnen. Bei Behandlungsbeginn in der Akutphase kommt es zur Linderung, jedoch meist nicht zu befriedigenden Dauerresultaten.
Analekzem	Darminsufflation	20	100	2000	3-mal wöchentlich insgesamt 6 Behandlungen; Kunststoffkatheter verwenden
zusätzlich	äußerlich begasen	20			nach Beendigung der Darminsufflation gleiche Geräteeinstellung
Analfissuren	frische Fissuren unterspritzen	30	5–10	150–300	3–5 Behandlungen pro Woche
Analfistel	mit langer, stumpfer Kanüle sondieren	30	5–10	150–300	Procain vorinjizieren, den sich bildenden Schaum im Fistelgang belassen; 3–5 Behandlungen

[42] Seit dem 1.1.2001 ist es dem Heilpraktiker erlaubt, Patienten, die an einer AIDS-Erkrankung leiden, zu behandeln, aber nicht wegen dieser Infektion oder Erkrankung. Da aber die Ozontherapie gerade hier hilfreich ist, kommt der Heilpraktiker in einen Konflikt. Da bekannt, und auch durch die Literatur belegt ist, dass die Ozontherapie eine, das Immunsystem stärkende Wirkung hat, kann nach dem neuen Infektionsschutzgesetz dem Heilpraktiker dringend davon abgeraten werden, AIDS-Patienten zu behandeln.

Indikation	Behandlungs-art	Ozon-konzen-tration [µg/ml]	Gesamt-gas-menge [ml]	Ozon-menge [µg]	Bemerkungen
Arterio-sklerose	i.m.-Injektion	10–25	20	200–500	je 10 ml in jede Gesäßhälfte injizieren; O_3-Konzentration langsam steigern
alternativ	Hyperbare Ozontherapie nach Kief	10–20	200–400	2000–8000	2- bis 3-mal wöchentlich behandeln. Ozonkonzentration max. 20 µg/ml
alternativ	GEB (50–100 ml Blut)	10–30	50–100	500–3000	2- bis 3-mal wöchentlich behandeln. Ozonkonzentration max. 60 µg/ml
Arthrosen	intraartikulär / periartikulär	10–20	1–20 je nach Gelenk	10–400	(nur durch Facharzt für Orthopädie) 1- bis 2-mal wöchentlich
Asthma bronchiale	KEB (10 ml Blut)	10–30	10	100–300	täglich Injektionen, insgesamt 20 Behandlungen (kein Heparinzusatz, da täglich Injektionen)
Bestrahlungsfolgen, Ulzera, Narben	Unterdruck-begasung	40–50			2-mal wöchentlich behandeln. jeweils 1–2 Minuten
Blasenerkrankung, Fistel, chronische Zystiden	Blaseninsufflation mit Kunststoff-katheter	20–40	bis 450	bis 18 000	25 Behandlungen, in die entleerte Blase. Gasmenge langsam steigern
Colitis mucosa	Darminsufflation	30	bis 300	bis 9000	1. Behandlung: 100 ml mit 30 µg/ml 2. bis 10. Behandlung: nur Gasmenge bis 300 ml steigern (30 µg/ml) 10–20 Behandlungen 2- bis 3-mal wöchentlich
Colitis ulcerosa	Darminsufflation	40–60	bis 300	12 000–18 000	1. Behandlung: 50 ml mit 60–70 µg/ml. 2. bis 10. Behandlung: Gasmenge langsam steigern, Ozonkonzentration auf 40 µg/ml senken anfangs täglich, später 2-mal wöchentlich
Darm, atonischer	Darminsufflation	10–20	300–400	3000–8000	atonische Darmzustände, niedere Konzentrationen
Dekubitus	Unterdruckbegasung	50–70			2-mal wöchentlich behandeln; Dauer jeweils 10 Minuten
mit zunehmender Heilung		30–40			

Indikation	Behandlungs-art	Ozon-konzen-tration [µg/ml]	Gesamt-gas-menge [ml]	Ozon-menge [µg]	Bemerkungen
Durchblu-tungsstö-rungen, koronare und Nach-behandlung des Herz-infarkts	GEB (50 ml Blut)	10–25	50	500	O$_3$-Konzentration von Behandlung zu Behandlung langsam steigern; 2-mal wöchentlich behandeln
alternativ	Hyperbare Ozontherapie nach Kief	10–20	200– 400	2000– 8000	2- bis 3–mal wöchentlich behandeln. Ozonkonzentration max. 20 µg/ml
alternativ	s.c.-Injektion	5–15	40–80	200– 1200	auf beide Oberschenkel verteilt 2-mal wöchentlich behandeln
alternativ	i.m.-Injektion	10–30	20	200– 600	je 10 ml in jede Gesäßhälfte injizieren; O$_3$ Konzentration lang-sam steigern
alternativ	KEB	25–40	10	250– 400	2-mal wöchentlich behandeln; insgesamt 10 Injektionen wechselnd links und rechts in den Gesäß-muskel
Durchblu-tungsstö-rungen, ar-terielle und periphere	GEB 50– 100 ml Blut)	10–25	50	500– 1250	O$_3$-Konzentration langsam steigern; 2- bis 3-mal wöchentlich behandeln
alternativ	Hyperbare Ozontherapie nach Kief	10–20	200– 400	2000– 8000	2- bis 3-mal wöchentlich behandeln. Ozonkonzentration max. 20 µg/ml
alternativ	Darminsuffla-tion	20	100– 300	2000– 6000	1. Behandlung: 100 ml mit 20 µg/ml 2. bis 10. Behandlung: steigern bis 300 ml mit 20 µg/ml
alternativ	s.c.-Injektion	5–15	40–80	200– 1200	auf beide Oberschenkel verteilen, 2-mal wöchentlich behandeln
alternativ	i.m.-Injektion	10–25	20	200– 500	je 10 ml in jede Gesäßhälfte injizie-ren; O$_3$-Konzentration langsam steigern
zusätzlich	Begasung der betroffenen Extremität	50–70	je nach Beutel-größe		Beutel schlaff füllen, Begasungsdauer 20 Minuten; 2- bis 3-mal wöchentlich behandeln
Durchblu-tungsstö-rungen, zerebrale	GEB (50 ml Blut)	15	50	750	2-mal wöchentlich behandeln. 10 Behandlungen
alternativ	KEB (10 ml Blut)	25–40	10	250– 400	2-mal wöchentlich behandeln; ins-gesamt 10 Injektionen wechselnd links und rechts in die Gesäßmuskel

Indikation	Behandlungs-art	Ozon-konzen-tration [µg/ml]	Gesamt-gas-menge [ml]	Ozon-menge [µg]	Bemerkungen
alternativ	Hyperbare Ozontherapie nach Kief	10–20	200–400	2000–8000	2- bis 3-mal wöchentlich behandeln. Ozonkonzentration max. 20 µg/ml
Furunku-lose	KEB (10 ml Blut)	30	20	600	5 Behandlungen, tägliche Anwendung
Hämor-rhoiden	Darminsuffla-tion	30	100–500	3000–15000	1. Behandlung: 100 ml mit 30 µg/ml 2. bis 10. Behandlung: eventuell bis 500 ml steigern mit 40 µg/ml.
Hepatitis, akute [43]	GEB (100 ml Blut) oder hyperbare Ozontherapie	20–55	100	2000–5500	mit 20 µg/ml beginnen und lang-sam bis zur Höchstdosis steigern; tägliche Behandlung bis zum Abklingen.
alternativ	Hyperbare Ozontherapie nach Kief (200–400 ml Blut)	40	200	8000	2- bis 3-mal wöchentlich behandeln
Hepatitis, chronische	GEB (100 ml Blut)	20–55	100	2000–5500	2-mal wöchentlich behandeln; je 8 Behandlungen, dann 4 Wochen Pause
alternativ	Hyperbare Ozontherapie nach Kief (200–400 ml Blut)	40	200	8000	2- bis 3-mal wöchentlich behandeln
Hepatosen, zusätzlich oder Allein-therapie	Darm-insufflation	30	bis 300	9000	1. Behandlung: 100 ml mit 10 µg/ml 2. bis 10. Behandlung: steigern bis 300 ml mit 30 µg/ml
Hyper-lipidämie	GEB (50 ml Blut)	20–40	50	1000–2000	2- bis 3-mal wöchentlich behandeln; O_3-Konzentration langsam steigern
Infekte	GEB (50 ml Blut)	20–40	50	1000–4000	2-mal wöchentlich behandeln; Ozonkonzentration langsam steigern
Kolibazil-lose	Darminsuffla-tion	10–25	300–400	3000–10000	Gesamtgasmenge so wählen, dass im Abdomen ein leichtes Span-nungsgefühl auftritt; Gasgemisch ca. 10 Minuten einhalten lassen

[43] Seit dem 1.1.2001 ist es dem Heilpraktiker erlaubt, Patienten, die an einer Hepatitis lei-den, zu behandeln, aber es ist dem Heilpraktiker verboten, den Patienten wegen der Hepatitis zu behandeln. So kann ein Patient vom Heilpraktiker zwar mit Ozontherapie behandelt werden, wenn er eine Hepatitis hat aber gleichzeitig unter arteriellen Durchblutungsstörungen leidet. Eine Behandlung zur Verbesserung der Leberwerte wäre jedoch illegal.

Indikation	Behandlungs-art	Ozon-konzen-tration [µg/ml]	Gesamt-gas-menge [ml]	Ozon-menge [µg]	Bemerkungen
Körper-schwäche, allgemeine, infolge Be-strahlung und Leber-zirrhose	i.m.-Injektion	20	20	400	je Gesäßhälfte 10 ml
zusätzlich	GEB (50 ml Blut)	50	100	5	langsam, bis zur therapeutischen Dosis steigern. 2-mal wöchentlich behandeln
maligne Erkran-kungen	i.m.-Injektion	25	20	500	je Gesäßhälfte 10 ml i.m. injizieren tägliche Injektionen
während der Be-strahlung	i.m.-Injektion	30	20	600	je Gesäßhälfte 10 ml injizieren, tägliche Injektionen
Mikrobio-logische Therapie. Einleitende Darmreini-gung zur Vorberei-tung	Darminsuffla-tion	30–40	100–400	3000–16 000	1. Behandlung: 100 ml Ozon-Sauerstoff-Gemisch mit 30 µg/ml Ozon 2. bis 10. Behandlung: bis 400 ml steigern mit 40 µg/ml
Mykosen der Haut	Begasung	30–80	je nach Beutel-größe		Beutel schlaff füllen, Begasungs-dauer 10–30 Minuten, 3-mal wöchentlich behandeln (zusätzlich ozonisiertes Olivenöl)
Obstipa-tion, spastische	Darminsuffla-tion	30–40	300–500	9000–20 000	1. Behandlung: 100 ml mit 30 µg/ml 2. bis 10. Behandlung: eventuell bis 500 ml steigern mit 40 µg/ml
Parkinson-Krankheit	GEB (50 ml Blut)	20–25	50	1000–1250	langsam steigern, 2-mal wöchentlich behandeln
pcP (pro-gressiv-chronische Polyar-thritis)	GEB (50–100 ml Blut)		20–30	50–100	1000–3000	wöchentlich 2, insgesamt 10 Be-handlungen; 4 Wochen Pause einlegen
Rheuma	GEB (50–100 ml Blut)		20–30	50–100	1000–3000	wöchentlich 2, insgesamt 10 Be-handlungen; 5 Wochen Pause einlegen
alternativ	Hyperbare Ozontherapie nach Kief (150–400 ml Blut)	30–40	200–400	6000–16 000	2- bis 3-mal wöchentlich behandeln

Indikation	Behandlungs-art	Ozon-konzen-tration [µg/ml]	Gesamt-gas-menge [ml]	Ozon-menge [µg]	Bemerkungen
Sudeck-Syndrom	Umspritzung des erkrankten Gelenks s.c.	25	20	500	2-mal wöchentlich bis zur Besserung
zusätzlich	Begasung	60	je nach Beutel-größe		2-mal wöchentlich bis zur Besserung
Ulcus cruris	GEB (50 ml Blut)	20–25	50	1000–1250	Ozonkonzentration von Behandlung zu Behandlung langsam steigern, 2-mal wöchentlich
alternativ	Unterdruck-begasung	40–50			2-mal wöchentlich behandeln; Dauer jeweils 10 Minuten
zusätzlich	Begasung	50–70	je nach Beutel-größe		Extremität vorher anfeuchten, Beutel schlaff füllen, 2- bis 3-mal wöchentlich behandeln

Tab. 12 Ozonkonzentrationen bei verschiedenen Indikationen

Kontraindikationen und Komplikationen

Kontraindikationen

Wie der Name Ozon-Eigenblut-Infusion den Behandlungsablauf beschreibt, gliedern sich auch die Kontraindikationen wie folgt:

„Ozon"-Kontraindikationen

Unter den „Ozon"-Kontraindikationen sind die Gegenanzeigen zu verstehen, die speziell für die Ozontherapie gelten. Dies sind:

Schwere Anämie
Bei einem Hb-Gehalt von weniger als 9 mg/dl ist eine Ozontherapie in Form der Großen Eigenblutbehandlung (GEB) nicht mehr sinnvoll. Für die erwünschten biochemischen Reaktionen stehen nicht mehr genügend Erythrozyten zur Verfügung. Auch die geringe Hämolyse bei lege artis durchgeführter Ozontherapie ist für Patienten mit derart geringen Hb-Werten nicht zu verantworten. Während leichtere Anämien eine Indikation für die Ozontherapie darstellen (Anregung der Blutbildung), muss jedoch stets die Ursache einer Anämie bekannt sein (Ausschluss von Sickerblutungen bzw. Blutungsneigung).

Alkoholisierter Patient, Drogeneinfluss
Aus forensischen Gründen ist eine Ozontherapie bei Patienten, die unter Alkoholeinfluss bzw. Drogen stehen, kontraindiziert. Besonders beim alkoholisierten Patienten ist mit einer Umwandlung des Blutalkohols in Essig zu rechnen, was zu Komplikationen wie Übelkeit und Erbrechen führen kann.

Thyreotoxikose

Während leichte Formen der Hyperthyreose (besonders gut medikamentös eingestellte) entgegen den irreführenden Aussagen älterer Literatur keine Kontraindikation darstellen, ist bei einer starken unbehandelten Hyperthyreose wegen der Möglichkeit einer Dekompensation von einer Ozontherapie abzusehen.

Favismus

Für eine physiologische Verstoffwechselung der bei der Ozontherapie auftretenden Reaktionsprodukte ist ein gesunder Pentose-Phosphat-Weg erforderlich. Hierbei wird ein Überschuss von NADP^{+44} zu NADPH regeneriert und es entsteht beim Glukoseabbau ein Überschuss an ATP-Molekülen[45]. Für diese Reaktionsweise ist jedoch ein Enzym notwendig, die Glucose-6-P-Dehydrogenase, welche beim Favismus nicht ausreichend vorhanden ist. Favismus ist eine besondere Form des erblichen (X-chromosomal-rezessiv) Glucose-6-Phosphat-Dehydrogenase-Mangels. Diese seltene Erkrankung kommt besonders bei der Bevölkerung des Mittelmeergebietes vor.

(Nach dem Genuss von Favabohnen kommt es innerhalb von Stunden oder wenigen Tagen zu einer schweren, unter Umständen lebensbedrohlichen, hämolytischen Anämie mit Hämoglobinurie.)

„Eigenblut"-Kontraindikation

Bei jeder Form der Eigenblutinfusion besteht das Risiko einer Eigenblutallergie (Kälteagglutination):

In seltenen Fällen kann allein durch die Abkühlung des Blutes eine Agglutination ausgelöst werden. (Badeunfälle!). In der Anamnese ergeben sich gelegentlich Hinweise auf diese Allergieform durch Quaddelbildung an den Händen beim Greifen in die Kühltruhe bzw. gefrorener Lebensmittel.

---

[44] Coenzyme der Dehydrogenasen
[45] Adenosintriphosphat

„Infusions"-Kontraindikationen

Unter „Infusions"-Kontraindikationen sind die Kontraindikationen zu verstehen, die durch Gefahren entstehen, die vom Infusionsvorgang ausgehen und jede Infusionsbehandlung betreffen. So beeinflusst jede Infusion (Volumenbelastung) das Herz-Kreislauf-System und ist deshalb bei bestimmten Erkrankungen kontraindiziert. Bereits die Punktion der Vene kann z.b. beim Wolff-Parkinson-Withe-Syndrom (WPW-Syndrom)[46] zu Rhythmusstörungen führen. Die Rechtsherzinsuffizienz, z.b. nach einer schweren Lungenembolie, und ein massiv gestörtes Reizleitungssystem gelten als Kontraindikationen, wenn entsprechende schwere Veränderungen im EKG zu erkennen sind (bifaszikulärer Block[47] oder signifikantes P-pulmonale[48]).

Zwischenfälle und Komplikationen

Maria Therese Jacobs veröffentlichte 1981 folgende Arbeit, die sie freundlicherweise für dieses Buch zur Verfügung stellte. Die Arbeit ist auszugsweise wiedergegeben.

Im Januar 1980 hat die „Ärztliche Gesellschaft für Ozontherapie e.V.", (im Folgenden ÄG O_3 genannt) eine Untersuchung gestartet über das Thema: „Zwischenfälle und Komplikationen in der Ozon-Sauerstoff-Therapie". Ziel dieser Untersuchung war es, objektive und damit überprüfbare Daten zu dieser Problematik zu erhalten. Gerade in den letzten Jahren haben sich die Angriffe auf die Ozontherapie gehäuft; es war oft genug – vor allem in der so genannten Laienpresse – die Rede von spektakulären Zwischenfällen bei geringgradigen Behandlungserfolgen mit der Ozontherapie.

Die Untersuchung wurde in Zusammenarbeit mit Prof. Dr. Dr. Herget, Universitätsklinikum Gießen, und dem „Institut für medizinische Statistik

---

[46] im EKG verkürzte Überleitungszeit (PQ) und verbreiterter Kammerkomplex (QRS) in seinem Anfangsteil.

[47] Veränderung im EKG; durch Verzögerung oder Unterbrechung der Erregungsleitung in zwei Faszikeln des ventrikulären Erregungsleitungssystems entstehen bifaszikuläre Blockformen.

[48] Das P-Pulmonale wird beobachtet bei Mitral- und Aortenfehler mit Rechtsdekompensation, beim Vorhofseptumdefekt und bei Hypertonien.

und Dokumentation" der Universität Gießen von der Verfasserin durchgeführt und ausgewertet. Die Ergebnisse sind im Folgenden zusammengefasst. 2815 Umfragekarten wurden an alle der ÄG O$_3$ im westlichen deutschsprachigen Raum bekannten Ozontherapeuten versandt. Davon gingen 884 Karten an Ärzte, 1931 an Heilpraktiker. Im Mai 1980 waren 644 Antwortkarten zurückgekommen, das entspricht – inklusive der Nicht-Erreichbaren (verstorben bzw. unbekannt verzogen) – ca. 25 % aller Angeschriebenen. Wenn im Folgenden – von wenigen Ausnahmen abgesehen – von Ozontherapeuten die Rede ist, ist damit die Gesamtheit der erfassten Ärzte und Heilpraktiker gemeint. Die Ergebnisse sind nämlich – und das ist zu betonen – im Großen und Ganzen gesehen die gleichen für Heilpraktiker und Ärzte.

644 erfasste Therapeuten haben eine Minimalzahl von 384 775 Patienten mit Ozon behandelt. Dabei kam es zu einer Mindestanwendungszahl von 5 579 238 Ozonanwendungen.

Über 90 % der erfassten Therapeuten gaben ihren Heilerfolg mit der Ozontherapie mit „sehr gut" bzw. „gut" an. Über 50 % der Ärzte beurteilten ihren Behandlungserfolg mit „gut", über 50 % der Heilpraktiker beurteilten ihren Erfolg mit „sehr gut". Nur ein Therapeut gab an, mit mangelhaftem Erfolg zu arbeiten.

Die Messung des Erfolges stellt eine subjektive Selbsteinschätzung der Therapeuten dar. Eine objektive Messung des Heilerfolges mit Ozon kann mit dieser Studie nicht erfasst werden, zu dieser Problematik muss eine gesonderte Untersuchung erfolgen. Dennoch stimmen die angegebenen Erfolge überein mit den bisher veröffentlichten wissenschaftlichen Arbeiten über die Effektivität des medizinisch angewandten Ozons.

Von den erfassten Therapeuten wurden insgesamt 336 Zwischenfälle während der Ozontherapie gemeldet. Umgerechnet auf die über 5 $^1/_2$ Millionen untersuchten Ozonanwendungen sind dies verblüffend wenig Zwischenfälle. Dabei handelt es sich bei der Zahl „336 Zwischenfälle" um eine „unbereinigte" Zahl, das heißt weder Auswirkung noch Ursache sind hier berücksichtigt worden, es sind alle gemeldeten Zwischenfälle erfasst worden.

Um den Vorwurf einer selektiven elitären Antwortgruppe zu begegnen, wurde in einer gesonderten Umfrageaktion an alle gerichtsmedizinischen Institute der BRD, die der „Deutschen Gesellschaft für Rechtsmedizin im Berufsverband Deutscher Pathologen e.V." angehören, die Zahl der Zwischenfälle überprüft und weit unterschritten!

Ein weiteres Ergebnis der Umfrage an die Ozontherapeuten ist, dass nur etwa ein Fünftel aller erfassten Ozontherapeuten an einem Kurs der ÄG O$_3$ teilgenommen haben. Auf die Verteilung der Erfolgsaussichten und die

Zwischenfallsquote hat die Kursteilnahme keinen statistisch messbaren Einfluss gehabt.

Im Anschluss an diese erste Untersuchung waren jetzt Auswirkung und Ursache der gemeldeten Zwischenfälle von Interesse. Es wurden zwei Arbeitshypothesen aufgestellt:

1. Hypothese: Ozon ist eine gefährliche Substanz; die Therapie mit dieser Substanz ist per se Ursache von Zwischenfällen.
2. Hypothese: Die unsachgemäße Anwendung der Ozontherapie, also mangelhafte Kenntnisse im Umgang mit der Substanz Ozon, ist die Ursache der Zwischenfälle.

Alle gemeldeten Zwischenfälle wurden in einer zweiten Untersuchung auf Auswirkung und Ursache hin analysiert. Dabei konnten Gemeinsamkeiten festgestellt werden. Die unten stehende Tabelle gibt die Gruppen der Zwischenfälle und Auswirkungen an.

Anzahl der Fälle	Auswirkungen
76	allgemein ungünstige Auswirkungen
74	Kreislaufdepressionen
51	allergisch-hypokalzämische Reaktionen
23	retrosternaler Druckschmerz
22	Dyspnoe
14	Angina-pectoris-Anfälle
14	leichter Hustenreiz
11	arterielle Gasembolien der unteren Extremitäten
8	Kreislaufaktivierung / Flussautomatik
8	zur Therapie gehörende Begleitreaktionen
6	Exitus letalis
6	Hautreaktionen / örtliche Gewebsreizung
4	Sehstörungen
4	Gasembolien im Lungenkreislauf
4	Lungenembolien
3	Herzrhythmusstörungen
3	partielle Querschnittslähmungen
2	apoplektiforme Lähmungen
2	Herzinfarkte
1	Miktionsstörungen

Tab. 13 Auswirkungen und Zwischenfälle

Diese Liste von Auswirkungen der Zwischenfälle während der Ozontherapie scheint zunächst Argumente gegen diese Therapieform zu liefern. Die nachfolgend aufgelistete Analyse der dazugehörigen Ursachen bringt jedoch erst Klärung der tatsächlichen Zusammenhänge.

Anzahl der Zwischenfälle	Ursache der Zwischenfälle
60	kein Zusammenhang mit der Ozontherapie
27	latente Hypokalzämie in Verbindung mit der Gabe von Natrium citricum
13	Reaktion auf Procain
2	Ursache „Unbekannt" jedoch mit Sicherheit nicht Ozon
8	kein Zwischenfall
199	fehlerhafte Technik
309	Ozon kommt ursächlich nicht in Betracht
11	Ursache ungeklärt
3	Vitamin-E-Mangel
13	vermutliche Reaktion auf Ozon
27	Ozon kommt ursächlich in Betracht

Tab. 14 Ursachen der Zwischenfälle

199 von 336 Zwischenfällen (= 59 %!) beruhen dieser Analyse zufolge auf mangelhaften Kenntnissen der jeweiligen Therapeuten im Umgang mit der Ozontherapie. Bei 33 % der gemeldeten Zwischenfälle liegt zwar ein zeitlicher, nicht aber ein kausaler Zusammenhang mit der Ozontherapie vor. Demnach kann gefolgert werden, dass die Hypothese 2 Gültigkeit hat, die besagt, dass das Gros der Zwischenfälle in der Ozon-Sauerstoff-Therapie auf fehlerhafte und unsachgemäße Anwendung der Ozontherapie zurückzuführen ist.

Fehlerhafte Techniken, die dabei zur Anwendung kamen, waren folgende:
* Luftinjektion oder Luftinfusion anstelle von Ozon!
* zu schnelle Injektion, und zwar viel zu schnelle Injektion, vor allem intravenös und intramuskulär,
* Injektion mit zu dicker Kanüle: intravenös – so wird von der ÄG O_3 gelehrt – und intraarteriell sollte mit allerfeinsten Kanülen gespritzt wer-

den, um Bläschen für Bläschen des Ozons perlschnurartig injizieren zu
können,

- fehlerhafte intramuskuläre, intravenöse und intraarterielle Injektionen;
hierbei wurden oft Gefäße getroffen, deren Punktion nicht beabsichtigt
war, wie z.b. die Vena cava inferior, und eine Lungenembolie verursacht,
- falsche Ozonkonzentrationen/-dosierungen: Hier waren vor allem zu große
Mengen Ozon (50 ml) z.b. intravenös[49] gegeben worden, meistens bei
ohnehin gefährdeten Patienten, dazu noch zu schnell injiziert!
- fehlerhafte Gerinnungshemmung: Das Verhältnis zwischen Natriumcitrat
und Blut, wie bei der Blutsenkung, wurde bei diesen Zwischenfällen nicht
berechnet, sodass auf 200 ml Blut nur 10 ml Natriumcitrat verwandt wurden und durch Mikrothromben eine Lungenembolie wahrscheinlich war.
- schmerzhafte / aggressive Injektionstechniken: Ihnen verdanken die meisten Kreislaufzusammenbrüche ihre Entstehung, ja sogar ein Herzinfarkt
ist mit großer Wahrscheinlichkeit auf diese Weise provoziert worden.
- unsteriles Arbeiten: Dadurch wurden Fieberschübe und Schüttelfrost ausgelöst. Mangelhafte Sterilisation oder Desinfektionsmittelreste in den
Spritzen konnten dafür verantwortlich gemacht werden.
- andere Fehler, wie z.b. zu hoher Gasdruck bei Darminsufflation mit nachfolgender Kolonirritation; oder bei Zahnärzten: einatmen lassen von Ozon
und nachfolgende Hustenanfälle.

Von den gemeldeten 336 Zwischenfällen bleiben 27 Zwischenfälle (= 8 %),
als deren Ursachen die therapeutische Anwendung des Ozons zu diskutieren
ist. Berechnet man damit eine Zwischenfallquote, so ergeben sich, umgerechnet auf die Zahl der erfassten Ozonanwendungen 0,000005 Zwischenfälle
pro Ozonanwendung. Im Vergleich zu anderen in der Medizin durchaus gängigen therapeutischen und diagnostischen Maßnahmen sind dies verblüffend
wenig Zwischenfälle. So liegt die Rate von Nebenwirkungen z.b. bei verschiedenen intravenösen Röntgenkontrastmittelgaben neuerer Untersuchungen zufolge zwischen 6,9 und 46 % im internationalen Krankengut! Die
Angaben für tödliche Nebenwirkungen schwanken z.B. bei der Urographie,
einer häufig angewandten diagnostischen Methode, zwischen 1:125 000 und
1:34 000! Dies würde auf die untersuchten über 5 $^1/_2$ Millionen Ozonanwendungen übertragen einer tödlichen Zwischenfallrate von 44 bzw. 162 Todes-
fällen entsprechen. De facto wurde aber nur 1 Todesfall bei der Untersuchung

[49] Die intravenöse Ozontherapie darf nicht mehr durchgeführt werden.

bekannt, als dessen Ursache Ozon zur Diskussion steht, bzw. dessen Ursache ungeklärt bleibt.

Diese 27 Zwischenfälle, als deren auslösender Faktor Ozon selbst zu diskutieren ist, setzen sich wie folgt zusammen:

- 11 Zwischenfälle, deren Ursache ungeklärt bleibt. Hierzu gehört auch in der Presse viel beschriebene Zwischenfall mit doppelseitiger Amaurose, sowie 1 Exitus letalis.
- 2 Zwischenfälle äußerten sich in hypoglykämischen Zuständen. Es ist bekannt, dass durch die Gabe von Ozon der Stoffwechsel angeregt und der Blutzucker gesenkt werden kann. Im Normalfall ist dies eine wünschenswerte Begleitreaktion der Ozontherapie und unterstützt die gegen die Mikroangiopathien eingesetzte Ozontherapie bei Diabetikern. In den beiden oben genannten Fällen senkte sich der Blutzucker jedoch unter die Norm. Ob hier gleichzeitig Fehler in der antidiabetischen Medikamentengabe hinzukamen, war im Nachhinein nicht mehr zu klären.
- 3 Zwischenfälle bestanden in ekzematösen Hautreaktionen, bedingt durch einen Vitamin-E-Mangel. Vitamin E ist als „Antioxidans" und damit als Antidot auf zu hohe Ozongaben bekannt. Allein durch die Gabe von Vitamin E hin verschwanden die ekzematösen Hautveränderungen sehr rasch. Hier ist zu diskutieren, ob bei diesen Patienten primär ein Vitamin-E-Mangel vorlag oder ob dieser durch zu häufige Ozongaben bzw. zu hohe Ozondosen sekundär provoziert wurde.
- 11 Zwischenfälle waren allergische Reaktionen während der Ozontherapie. Es handelte sich dabei um Erscheinungen wie Urtikaria, aber auch um foudroyant verlaufene anaphylaktoide Schockzustände. Zwei alternative Ursachen stehen hier zur Diskussion:

auf der einen Seite eine „Ozonallergie", deren pathogener Mechanismus jedoch noch zu klären wäre. Es soll an dieser Stelle nicht auf die Frage eingegangen werden, wie Ozon als allergisches Agens wirken könnte. Es wird Aufgabe der Forschung sein, hier Klarheit zu bringen.

Auf der anderen Seite kommt als auslösende Ursache eine Fremdeiweißübertragung infrage, und zwar mittels einer „blutverschmierten" Ozonentnahmedüse[50]. Dabei ist nicht an äußerlich sichtbares Blut gedacht – hier ist zu hoffen, dass jeder Therapeut die Düse auswechseln lässt – es ist vielmehr an Blut innerhalb der Entnahmedüse gedacht, das bei Unachtsamkeit, z.B. bei der „Großen Eigenblutbehandlung" dort hineingelangt ist. Eine mögliche Erklärung der allergischen Reaktion wäre dies und es scheint ange-

---

[50]   Anm. des Verfassers: Es muss unbedingt mit Filtern gearbeitet werden.

bracht, dies genau zu überprüfen. Einige Stichproben an Untersuchungen der Entnahmedüsen scheinen diese Theorie zu bestätigen.

Solange diese Zwischenfälle ungeklärt sind, ist von jedem Therapeuten zu fordern, dass jeder neue „Ozonpatient" einer intrakutanen „Ozonallergietestung" unterzogen wird. Von Seiten der Ozonhersteller ist eine regelmäßige Kontrolle der Ozonentnahmedüsen durchzuführen. So kann diese Art von Zwischenfall – so gering ihre Zahl auch ist, gemessen an der Zahl der untersuchten Ozonanwendungen – in jedem Fall vermieden werden.

Untersucht man nun die verschiedenen Applikationsarten, mit denen Ozon angewendet werden kann, so ergeben sich wichtige Faktoren für die Zukunft der Ozontherapie. Es konnte folgende „Negativ-Rangliste" unter den Ozon-Applikationsarten aufgestellt werden:
- intravenöse Ozongabe (15 Zwischenfälle)
- Große Ozon-Eigenblutbehandlung (7 Zwischenfälle)
- Beutelbegasung (3 Zwischenfälle)
- intraarterielle Ozongabe (2 Zwischenfälle)

Die intravenöse Ozongabe ragt klar unter den übrigen Therapiearten heraus. Bei der Betrachtung der Gesamtheit aller 336 Zwischenfälle stand sie bei den Ärzten ebenfalls an erster Position, bei den Heilpraktikern die Große Ozon-Eigenblutbehandlung! Während bei der Großen Eigenblutbehandlung die Zwischenfälle jedoch aus technischen Schwierigkeiten entstanden sind, die leicht zu beheben bzw. deren Vermeidung erlernbar ist, ist bei der intravenösen Ozongabe die Zeitdauer der Injektion ausschlaggebend. Es wurden zusätzliche experimentelle Untersuchungen durchgeführt, wie schnell sich Ozon im fließenden Blut löst. Dabei ergab sich, dass die intraarterielle Ozongabe – lege artis durchgeführt – ungefährlich für den Patienten ist, die intravenöse Ozongabe jedoch höchstens extrem langsam durchgeführt werden darf. Es kann sonst zu Beklemmungsgefühlen, „Plätschern über dem Herzen" bis hin zu Gasembolien im Lungenkreislauf kommen: Die Wegstrecke von der Vena cubitalis bis zum Herzen ist zu gering – das injizierte Ozon ist trotz seiner Reaktionsfreudigkeit nicht in der Lage, sich in jedem Fall mit dem Blut ganz zu verbinden. Die Indikationen sind für die Große Ozon-Eigenblutbehandlung mit Ozon und die intravenöse Ozongabe in etwa die gleichen. Es bleibt demzufolge die Frage nach der Berechtigung der intravenösen Ozongabe überhaupt – wenn man diese fast identische Indikationsbreite und die geringen materiellen Vorteile gegenüber der Großen Eigenblutbehandlung mit in Betracht zieht.

Zusammenfassung der Studienergebnisse

- Es wurden Zwischenfälle bei der Ozontherapie beobachtet.
- Die Zwischenfallquote ist mit 0,000005 Zwischenfälle/O_3-Anwendung verschwindend gering im Vergleich zu den bisher bekannt gewordenen Erfolgen mit der Ozontherapie und auch im Vergleich zu anderen medizinischen Therapiearten.
- Diese bekannt gewordenen Zwischenfälle wurden nur zu einem geringen Teil und auch da nicht nachweislich durch Ozon selbst verursacht: Eine regelmäßige Kontrolle der Ozongeräte, insbesondere der Ozonentnahmedüsen, sollte für die Zukunft eingeführt werden.
- Der größte Teil der Zwischenfälle geht zu Lasten von Unwissenheit um die Ozontherapie; es muss also eine umfassende Ausbildung für die Ozontherapeuten angestrebt, ja sogar gefordert werden, und zwar intensiver und praxisbezogener als dies bisher in den Kursen der ÄG O_3 möglich war.
- Die intravenöse Ozontherapie erwies sich als die „zwischenfallträchtigste" Applikationsart. Ihre Vorteile sind gegenüber der Großen Eigenblutbehandlung so gering, dass die Frage nach ihrer Berechtigung überhaupt gestellt werden muss.

Erste Maßnahmen bei Notfällen in der Praxis

Wie schon erwähnt, kann es, wie bei jeder Therapie bei der Ozonbehandlung zu Notfällen von der Synkope (Ohnmacht) über allergische Reaktionen bis hin zum anaphylaktischen Schock kommen. Im Folgenden wird die Vorgehensweise beim entsprechenden Notfall beschrieben.

Stadium	Symptome	Ursache	Sofortmaßnahmen - Heilpraktiker	ärztliche Behandlung
Stadium 0	lokale allergische Reaktion an der Einstichstelle, Schwellung, Rötung, Juckreiz		Stopp der Behandlung, lokale Kühlung, antiallergische Salbe (z.b. Fenistil Gel aus dem Kühlschrank)	
Stadium 1	Schwindel, Kopfschmerz, Juckreiz, Tremor, Hautrötung, Flush, Ödem	vasovagale Reaktion, Gefäßerweiterung, Herzfrequenzabfall, erniedrigtes Herzzeitvolumen, Blutdruckabfall mit Sauerstoffminderversorgung des Gehirns (Hypoxie)	Stadien 1-4: **Notarzt rufen!** Allergenzufuhr beenden. Sicherer venöser Zugang (Braunüle legen). Antihistaminikum i.v. (z.B. Tavegil 5 ml). Beruhigung. Lagerung (Schwindel: Flachlagerung, Atemnot: Oberkörperhochlagerung) Blutdruck- und Pulsmessung	Venenzugang, Infusion (Ringer, Sterofundin, Haes) Stadien 1–2: Fenistil 4–8 mg i.v. Calcium 10 % 10 ml i.v. (langsam: cave bei digitalisierten Patienten) Solu Decortin H 250–500 mg i.v.
Stadium 2	Übelkeit, Erbrechen, Schwindel, Blutdruckabfall, Tachykardie, Atemnot, Angst	Histaminfreisetzung aus Mastzellen, Atopiker (vorbestehendes Asthma, Allergien, Heuschnupfen), Allergene: Lokalanästhetika, Antibiotika, Fremdeiweiß, Kolloide, Jod, Polysaccharide, Allergie auf Ozon, Gefäßerweiterung (Blutdruckabfall), Verengung der Bronchien (Atemnot), zentrale Wirkungen (Unruhe), Membranleck der Zellen (Ödembildung)	Sauerstoffinhalation, beschleunigte Infusionstherapie, Flachlagerung (Schocklage)	wie Stadium 1

Stadium	Symptome	Ursache	Sofortmaßnahmen - Heilpraktiker	ärztliche Behandlung
Stadium 3 RR > 100 P > 100	anaphylaktischer Schock, Bronchospasmus		Schocklage, Autotransfusion, Infusion unter Druck (mit RR-Manschette), evtl. zusätzliche Venenzugänge (Braunülen)	Adrenalin 1:10 (1 Ampulle Suprarenin + 9 ml Na Cl 0,9 %) 1–3 ml i.v., bei Bedarf mehr. bei Bronchospasmus Euphyllin 0,24–0,48 mg i.v.
Stadium 4	Herz-Kreislauf-Stillstand		sofortige cardiopulmonale Reanimation	Intubation, evtl. Defibrillation

Tab. 15 Maßnahmen bei allergischen Reaktionen

	Symptome	Ursache	Sofortmaßnahmen - Heilpraktiker	ärztliche Behandlung
Hypoglykämie (Unterzucker)	Symptome: Unruhe, Zittern Blässe, Kaltschweißigkeit, Blutzucker unter 70 mg%	Ursache: meist Diabetiker Typ I Zuckermedikamente (Insulin, Euglucon) eingenommen und nichts/wenig gegessen, Angstreaktion mit vermehrtem Glukoseverbrauch, Hypoglykämie durch die Ozontherapie	Patienten hinlegen (Verletzungsgefahr bei Bewusstloswerden!), Blutzucker-Stix Ohrläppchen, bei bewusstseinsklaren Patienten süßer Sprudel, Traubenzucker, Zuckerwürfel	nur beim komatösen Patienten, Venenzugang, Infusion (Glukose 5 %). Glukose 40 % 20 ml i.v., evtl. mehr nach erneuter Blutzuckerkontrolle, Notarzt nur bei Erstmanifestation bei Kindern oder anhaltender Verwirrtheit

Tab. 16 Maßnahmen bei Hypoglykämie

Anhang

Adressen

Seminare

- Ärztliche Gesellschaft für Ozon-Anwendung in Prävention und Therapie e.V. (früher: ÄG O$_3$: Ärztliche Gesellschaft für Ozontherapie e.V.): Prof. Dr. Dr. Hans-Georg Knoch, Nordring 8, 76473 Iffezheim, www.ozongesellschaft.de

- HPGO$_3$: Heilpraktikergesellschaft für Ozontherapie, Siegfried Kämper, Am Stadtgarten 2, 45883 Gelsenkirchen, Tel. 0209-42158, 0209-42546, www.ozontherapie-hpgo3-online.de (Grundausbildung, inkl. Notfallmedizin und Zertifikat „Blaue Karte", umfasst 3-mal 2 Tage; jährlicher Kongress)

- Interessengemeinschaft der Ozontherapeuten, Dr. med. Johannes Jakl, Akkonplatz 10/15, A-1150 Wien, Sekretariat: Fa. Betas, Tel. 0043-1-5441230, Fax 0043-1-5441240, E-mail: medizintechnik.betas@chello.at (3- bis 4-mal jährlich eintägige Kurse)

- Ozontherapeutischer Arbeitskreis, Andreas A. Filz, Zentralstelle, Unterer Markt 5, 66538 Neunkirchen/Saar, Tel. 06821-12929, Fax 06821-12194, E-mail: info@filzandreas.de, www.ozon-therapie.org, www.bio-therapie.com (Kurse à 1 Tag 3-mal jährlich in verschiedenen Städten)

- SAGOS: Schweizerische Ärztegesellschaft für Ozon- und Sauerstofftherapien, Dr. med. Alexander Balkanyi, Morgentalstr. 31, CH-8038 Zürich, Tel. 0041-14817744, Fax 0041-14817449, E-mail: dr.a.balkanyi@bluewin.ch, www.ozongesellschaft.de, www.ozone-association.com (Kurse: ca. 3- bis 4-mal jährlich, jeweils 2 Stunden, Konzept sowohl für Einsteiger als auch für Fortgeschrittene geeignet. Jeweils mit Schwerpunkt-Themen)

Hersteller

- Clinico GmbH: Robert-Koch-Str. 5, 36251 Bad Hersfeld, Tel. 06621-168168, Fax 06621-168111, E-mail: info@clinico.de, www.clinico.de
- Dr. J. Hänsler GmbH: Nordring 8, 76473 Iffezheim, Tel. 07229-30460, Fax 07229-304630, E-mail: ozonosan@aol.com, www.ozonosan.de
- HAB HERRMANN Apparatebau GmbH: Dieselstr. 8, 63839 Kleinwallstadt, Tel. 06022-65813, Fax 06022-658159, E-mail: info@h-a-b.de, www.h-a-b.de
- Humares GmbH: Kanalstr. 17–19, 76356 Weingarten/Baden, Tel. 07244-706107, Fax 07244-706109, E-mail: kontakt@humares.de, www.humares.de
- Ozon-Apparatevertriebs GmbH: Hohbuchstr. 60, 72762 Reutlingen, Tel. 07121-279082, Fax 07121-279082, mobil: 0173-4803616
- Zotzmann & Stahl GmbH + Co. KG: Rehhaldenstr. 11, 73655 Plüdershausen, Tel. 07181-880343, Fax 07181-880373, E-mail: Zotzmann@aol.com, www.ozontherapie.de

Literaturverzeichnis

Ardenne, Manfred von Prof. Dr.: Methodik und erste Ergebnisse der Sauerstoff-Mehrschritt-Therapie. Physikalische Medizin und Rehabilitation. Zeitschrift für praxisnahe Medizin.

Balkanyi, A.: Ozon Nachrichten 5 Heft 3/4, 1986

Beck, E.G.; Viebahn-Hänsler, R.: Ozon-Handbuch – Grundlagen, Prävention, Therapie. Ecomed Verlagsgesellschaft AG & Co. KG Landsberg/Lech, Loseblatt 1995

Bergsmann, Otto Dr. med.: Verbesserung der respiratorischen Sauerstoffaufnahme durch Ozon-Sauerstoff-Therapie. Ozonosan Hausmitteilungen Nr. 7, 11/1979

Buchwalder, Dietrich; Sportphysiotherapeut: Anwendung der hyperbaren Ozon-Sauerstofftherapie im Leistungssport. Wissenschaftlicher Bericht Biozon Ozontechnik Bad Hersfeld 1989

Gäbelein, Klaus Dr. rer. nat.: Therapeutische Eigenschaften der aus Ozongas gebildeten organischen Ozonoide. Erfahrungsheilkunde Band 23, Heft 5, 5/1974

Haferkamp, H.: Die Eigenblutbehandlung. Hippokrates Verlag, Stuttgart 1951

Harless, Dr. med.; Zottmann, Thomas: Heilen mit Ozon. Econ Verlag, München 1978

Hofmann, Dr. med.: Behandlung der arteriellen Durchblutungsstörungen am Herzen, Gehirn und an peripheren Gefäßen mittels Sauerstoffozon. Wissenschaftlicher Bericht Biozon Ozontechnik, Bad Hersfeld 5/1989

Dr. Hänsler GmbH Iffezheim: Die desinfizierende Wirksamkeit von Ozon und ozonisiertem Olivenöl; Die Herstellung von ozonisiertem Wasser. Ozonosan Hausmitteilungen

Hänsler, J. Dr. rer. nat.; Weis, H: Beitrag zum Unterschied zwischen HOT und Ozontherapie mit dem Ozonosan

Höweler, V.: Eigenbluttherapie. 3. Auflage, Haug Verlag, 1983

Herget, Dr. Dr. med. Prof.: Neuro- und Phytotherapie schmerzhafter funktioneller Erkrankungen. Band 1 Firma Pascoe, Gießen 1979

Herrwerth, E. Dr. med.; Brenner L. Dr. med.: Erfahrungen mit subkutaner Sauerstoff-Ozon-Insufflation. Ärztliche Praxis 15, 1963

Fisch E.A.: Dissertation, Bonn 1956

Jacobs, Marie Therese: Zwischenfälle und Komplikationen in der Ozon-Sauerstoff-Therapie. Naturheilpraxis 3/1982

Kämper, Siegfried: Die Darminsufflation und die Begasung der Extremitäten mit Ozon, sowie ergänzende Möglichkeiten der externen Applikation. Wissenschaftlicher Bericht Biozon Ozontechnik, Bad Hersfeld

Kämper, Siegfried: Sauerstoff-Mehrschritt-Therapie (SMT) oder Ozontherapie? Fachbeitrag HPGO$_3$ unter www.ozontherapie-hpgo3-online.de

Kief, Horst Dr. med.: Eine neue verbesserte Form der intraarteriellen Injektion von Sauerstoff-Ozon-Gemischen. Wissenschaftliche Information der Biozon Ozontechnik GmbH 6.2.1983

Kief, Horst Dr. med.: Die Behandlung von Viruserkrankungen mit Ozon: Wissenschaftlicher Bericht 5/89 Clinico Bad Hersfeld

Kramer, F. Dr. med. dent.: Ozon in der konservierenden Zahnheilkunde. Erfahrungsheilkunde Band 24 Heft 5, 5/1975

Lang K. Dr. med.: Die Ozontherapie bei peripheren Durchblutungsstörungen und diabetischer Gangrän. Erfahrungsheilkunde Band 25 Heft 5, 1976

Ohlenschläger, Gerhard Dr. med.: Die biochemische Wirkung des Ozons unter besonderer Berücksichtigung der Hyperbaren-Sauerstoff-Ozon-Therapie. Wissenschaftlicher Bericht Biozon Journal Heft 6, 1989

Orechowski: Die unspezifische Abwehr. Phys. Med. und Rehab. 6/1972

Orense, Dr. Victoria Fernandez, Madrid: Die Behandlung von Hepatitis mit Ozon. Biozon Journal 9/1990

Pavlakovich, O. Dr. med.: Die Ozon Extremitätenbegasung im Unterdruckstiefel nach „Rokitansky". Ozonosan Hausmitteilungen Nr. 7, 11/1979

Rilling, Siegfried Dr. med. Prof.; Viebahn, Renate Dr. rer. nat.: Praxis der Ozon-Sauerstoff-Therapie. Verlag für Medizin Dr. Ewald Fischer, Heidelberg 1985

Rilling, Siegfried Dr. med., Ärztliche Gesellschaft für Ozontherapie: Stellungnahme der Ärztlichen Gesellschaft für Ozontherapie zur hyperbaren Methodik bei der großen Eigenblutbehandlung mit Ozon. Informationsblatt Nr. 1 / März 1988 Ärztliche Gesellschaft für Ozontherapie e.V.

Rokitansky, O. Dr. med.: Ozontherapie und Enzyme bei der chronisch-arteriellen Verschlußkrankheit. Natur- und Ganzheitsmedizin F.K.A. Schattauer Verlagsges. mbH, 1991

Schnitzer, J. G. Dr. med. dent.: Ernährung als Basistherapie. Mitteilungen Dr. Schnitzer St. Georgen. Kostumstellung zur Krebsprophylaxe. Schnitzer Verlag St. Georgen

Schettler, Gotthard Prof. Dr.: Innere Medizin. Thieme Verlag 5. Auflage, 1980

Seeger, P. G. Dr. Dr.: Die Rolle der biologischen Heilverfahren bei der Krebsbehandlung. Verlag H. Reinheimer & Co., Worms 1977

Seeger, P. G. Dr. Dr.: Krebs- noch immer ein ungelöstes Problem. Erfahrungsheilkunde Band 23, Heft 5, 5/1974

Seeger, P. G. Dr. Dr.: Leitfaden für Krebsleidende und die es nicht werden wollen. Mehr Wissen Verlag, Düsseldorf

Sott, E. Dr. med.: Ozontherapie in der Praxis. Ozonosan Hausmitteilung Nr. 6, 4/1979

Sunnen, Gerhard von Dr. med.: Bakterizide, fungizide und viruzide Wirkungsmechanismen. Biozon Journal Nr. 7/1989

Scherf, H. Dr. med.: Ozonbehandlung bei der Sudeck'schen Erkrankung. Erfahrungsheilkunde Band 25, Heft 5, 1976

Türk, R. Dr. med. dent.: Ozontherapie in der zahnärztlichen Chirurgie. Erfahrungsheilkunde Band 25, Heft 5, 1976

Tabakova, M. G. Dr. med.: Die Ozontherapie bei obliterierenden arteriellen Gefäßerkrankungen und atonischen Geschwüren. Ozonosan Hausmitteilungen

Varro, Dr. med.: Ergebnisse und Beobachtungen in der Geschwulstbehandlung. Sonderdruck aus der Zeitschrift der Internationalen Medizinischen Gesellschaft für Blut- und Geschwulstkrankheiten.

Varro, Dr. med.: Die Krebsbehandlung mit Ozon. Erfahrungsheilkunde Band 23, Heft 5, 5/1974

Washüttl, J., Viebahn, R.: Ozonisiertes Olivenöl. Zusammensetzung und desinfizierende Wirksamkeit. OzoNachrichten 1, 2/1982

Werkmeister, H. Dr. med.: Ozon-Sauerstoff-Unterdruckbegasung bei Dekubitus, chronischen Ulcerationen und Bestrahlungsfolgen. Ozonosan Hausmitteilungen Nr. 5, 10/1978

Windstosser, Karl Dr. med.: Eine Methode der vereinfachten Blutwäsche nach Windstosser. Erfahrungsheilkunde Band 23, Heft 5, 5/1974

Wolff, H. Dr. med.: Die Giftigkeit des Ozons. Erfahrungsheilkunde Band 23, Heft 5, 1976

Wolff, H. Dr. med.: Das medizinische Ozon. – Theoretische Grundlagen – Therapeutische Anwendung. Verlag für Medizin, Dr. E. Fischer, Heidelberg 1979, 2. Aufl.

Wagner, K.F.; Mayers, D.L.; Linette, G.P.; Sheppard, R.I.: Wirkung von Ozon auf HIV in experimentell infiziertem menschlichem Blut. Die Behandlung peripherer Durchblutungsstörungen mit Ozon. Erfahrungsheilkunde Band 23, Heft 5, 1974

Abkürzungsverzeichnis

ÄG O$_3$	Ärztliche Arbeitsgemeinschaft für Ozontherapie e.v.
ARC	AIDS-related Complex
ATP	Adenosintriphosphat
AVK	Arterielle Verschlusskrankheit
2,3-DPG	2,3-Diphosphoglycerat
EDTA	Ethylendiamintetraessigsäure
EMVG	Gesetz über die elektromagnetische Verträglichkeit von Geräten
i.E.	internationale Einheiten
Ig	Immunglobulin
IfSG	Infektionsschutzgesetz
g	Gamma, bezeichnet 1 γ = 1 µg
GCP	Good clinical practice
GEB	Große Ozoneigenblutbehandlung
HIT II	Heparin-induzierte Thrombozytopenie vom Typ II
HOT	Hämatogene Oxidationstherapie
HPGO$_3$	Heilpraktiker Gesellschaft für Ozontherapie e.v.
KEB	Kleine Eigenblutbehandlung
KEBO	Kleine Eigenblutbehandlung mit Ozon
pO$_2$	Sauerstoffpartialdruck
ppm	parts per million
µg	Mikrogramm
MedGV	Verordnung über die Sicherheit medizinisch-technischer Geräte (Medizingeräteverordnung)
MPG	Medizinproduktegesetz
MPBetreibV	Medizinprodukte-Betreiberverordnung
NADP$^+$	Nicotinamidadenindinucleotidphosphat
RKI	Robert-Koch Institut
RNS	Ribonukleinsäure
SGOT	Serum-Glutamat-Oxalacetat-Transaminase (Aspartataminotransferase)
SGPT	Serum-Glutamat-Pyruvat-Transaminase (Alaninaminotransferase)
SMT	Sauerstoff-Mehrschritt-Therapie

Abbildungsverzeichnis

Abb. 1 Prof. Schönbein: Entdecker des Ozons – Universität Basel

Abb. 2 Ein modernes Ozongerät – HAB Hermann Apparatebau GmbH, Kleinwallstadt

Abb. 3 Prinzip des Ozonosans – Fa. Dr. J. Hänsler GmbH, Iffezheim

Abb. 4 Ozongerät Ozonosan mit photometrischer Ozonkonzentrations-Messeinheit – Fa. Dr. J. Hänsler GmbH, Iffezheim

Abb. 5 Ozongerät Humazona® promed – Humares GmbH, Weingarten/Baden

Abb. 6 CE-Kennzeichnung

Abb. 7 Ozongerät Biozomat® – Clinico GmbH, Bad Hersfeld

Abb. 8 Ozonzerfall in Glasspritzen – Ozon-Handbuch, Allgemeine Eigenschaften des Ozons, R. Viebahn-Hänsler, ecomed 1995

Abb. 9 Hyperbares Gerät – HAB Hermann Apparatebau GmbH, Kleinwallstadt

Abb. 10 Tragbares Ozongerät: ideal für Hausbesuche – Medozon compact: HAB Hermann Apparatebau GmbH, Kleinwallstadt

Tabellenverzeichnis

Tab. 1 Haltbarkeit des Ozons in Glasspritzen

Tab. 2 Ozonkonzentrationen bei der Großen Eigenblutbehandlung (GEB)

Tab. 3 Konzentrationen bei der Schmerzbehandlung

Tab. 4 Konzentrationen bei der intraartikulären Injektion

Tab. 5 Konzentrationen bei der Kleinen Eigenblutbehandlung

Tab. 6 Qualität des Wassers zur Herstellung von ozonisiertem Wasser

Tab. 7 Temperaturabhängigkeit der Halbwertszeit von ozonisiertem Wasser

Tab. 8 Wie viel Ozon kann man im Wasser lösen?

Tab. 9 Zusammensetzung von ozonisiertem Olivenöl

Tab. 10 Auf diese Erreger hat ozonisiertes Olivenöl sichere Wirkung

Tab. 11 Stadieneinteilung (nach Fontaine)

Tab. 12 Ozonkonzentrationen bei verschiedenen Indikationen

Tab. 13 Auswirkungen und Zwischenfälle

Tab. 14 Ursachen der Zwischenfälle

Tab. 15 Maßnahmen bei allergischen Reaktionen

Tab. 16 Maßnahmen bei Hypoglykämie

Stichwortverzeichnis

Abszesse   22, 74, 90, 131, 132
Acetylcholinesterase   23
Acne vulgaris   74, 76, 141
Adnexitis chronica   74
AIDS   23, 45, 123, 141;
    HIV-infiziertes Blut   124
Akupunktur   70, 88, 126;
    Punkte   84
Albers   136
Alkohol: als Kontraindikation   147
    Missbrauch   56
Allergien   76, 89, 92, 141,
    157
allergische Reaktionen   154
Allergosen   74
Altern   90
Analekzem   141
Analfissuren   104, 141
Analfistel   141
Anämie   147, 148
Angiitis obliterans   85
Angina pectoris   56, 87, 113
Angst   87, 89
Anoxie   56
Antikoagulation   50, 52, 54, 64
Antikörper   54, 123, 132
Apoplexie   56, 86
Arbeitsplatzkonzentration   Siehe
    MAK-Wert
Ardenne, Manfred von   58, 161
Arteria femoralis   77, 79
Arterienspasmus   57
Arteriosklerose   16, 66, 81, 86,
    112, 113, 120, 142
Arthrose   70, 125, 142

Ärztliche Gesellschaft für
    Ozontherapie   149, 159, 162;
    Empfehlung für die GEB   67
Asthma bronchiale   74, 76, 87,
    89, 142
Atemgifte, toxische Wirkung   55
Ateminsuffizienz   87
Atemnot   87
Äther, Explosionsgefahr   44
Atmungskette, mitochondriale   18
Aubourg   15, 21, 95

Balkanyi, A. Dr.   74, 159, 161
Baunscheidtieren   126
Bergsmann, Dr.   57
Besenreiser   115
Bestandsverzeichnis   40
Betreiber   36, 37, 38, 39, 40
Beutelbegasung   30, 32, 91, 155
Bier, August   116
bifaszikulärer Block   149
Bildung von Ozon   27
Bindegewebsschwäche   115
Binder   121
Bleichmittel   13, 15, 26
Blut: Blutfette   120;
    Fließeigenschaften   16, 18, 24;
    Gerinnung   51;
    Gerinnungshemmung   50, 52
Blutdruckabfall   157
Blutungsneigung   147
Brandwunden   107
Brenner   84
Bronchitis   74;
    chronische   89

Buchby 19
Buchwalder 123

Calcium 53, 56
Calcium-Heparin 53, 63
Casagrande 15
CE-Kennzeichnung 34, 40, 41
Chamorro 21
Chemotherapie 137
Claudicatio intermittens 110
Colitis mucosa 74, 98, 142
Colitis ulcerosa 98, 141, 142
Coxsackie-Virus 21
Cystitis 74, 142

Darm: atonischer 142;
Darmerkrankungen 17;
Darmmykose 98;
Dickdarmentzündung 104;
Insufflation 95, 99, 136, 141,
142, 144, 145, 153, 161;
Klistier 84;
Reinigung 97
Decarboxylierung, oxidative 24
Dehydrogenase 23
Dekubitus 22, 74, 93, 132, 142
Depressionen 90
Dermatomykosen 90, 107
Desinfektionsmittel 105, 153
Destruktor 44
Diabetes mellitus 86, 109, 112;
Aderlass bei 83
Dialyse 123
Dickdarmentzündung 104
Dorstewitz 121
Dosierung Siehe auch Konzentra-
tionen; Übersicht 140;

zur Antikoagulation 50
Drogeneinfluss 147
Druck, substernaler 19
Druckgeschwüre 132
Druckinfusion 68
Durchblutung 16
Durchblutungsstörungen 56, 79,
85, 88, 90, 98, 109, 110, 112,
114, 120, 138, 143, 144, 161,
162, 163;
arterielle 143;
der Augen 114;
koronare 113;
periphere 112, 132, 143;
venöse 116;
zerebrale 112, 144
Durchperlungszeit 67

ECHO-Virus 21
EG-Richtlinie 33
Ehrlich 121
Eigenblutallergie 148
Eigenblutbehandlung 16, 64, 66,
74, 93, 102, 103, 154;
Große 62, 75, 91, 96, 112,
114, 116, 119, 125, 147, 155;
Kleine 73, 120, 121
Einläufe 104
Ekzeme 131, 132
Elektrisiermaschinen 13
Elektrosmog 41
EMV-Gesetz 41
Entkeimungsmittel 13
Entnahmedüse 44, 82, 94, 154
Enzyme 56, 77, 110, 162;
Aktivierung 23;
Enzymtherapie 111
Epilepsie 86

Erbrechen   86
Ergospirometrie   88
Ermüdbarkeit   87
Erschöpfung   87
Erythrose   89, 131
Erythrozyten   16, 18, 23, 133,
    139;
    Stoffwechsel   18;
    Verformbarkeit   16, 24

Fatalregion   20
Favismus/Favabohne   148
Fawcit   19
Fettleber   56;
    alkoholbedingte   117
Fettsäuren   43, 106, 134;
    ungesättigte   16, 18
Fettstoffwechselstörungen   56, 109
Fisch   15, 19, 73
Fisteln   75, 92, 131, 142
Fluor genitalis   75
Frakturen   75
Fremdeiweißübertragung   154
Funktionsausfälle   69
Furunkulose   75, 144
Fußreflexzonentherapie   116

Gangrän   110
Gasbläschen, Aufsteigen von   83
Gasfluss   27, 30, 96
Gastritis   87, 104
GEB   Siehe Eigenblutbehandlung,
    Große
Gefäßkrankheiten   90
Gehstreckenverlängerung   79
Gelenke, Injektionen   72
Gerätegruppe 1   69

Geriatrie   56, 75
Gerinnungshemmung   53, 75
    Siehe auch Antikoagulation;
    fehlerhafte   153;
    für die Ozontherapie   53
Geruchsschwelle   43
Geschwüre   Siehe Ulkus
Gewicht: Luft   31;
    Ozon   31;
    Sauerstoff   31
Gicht   126
Glasspritzen   49, 50, 67
Gleich   131
Glucose-6-Phosphat-Dehydrogenase
    23, 148
Glutathionsystem   138
Goldener Schnitt   70, 136
Granulation   107

Halsentzündungen   104
Hämatogene Oxidationstherapie
    15, 62, 73
Hämoglobin: Gehalt an   147;
    Sauerstoffbindung   23
Hämolyse   147
Hämorrhoidalbeschwerden   98,
    144
Harnsäure   126
Hautaffektionen, infizierte   107
Hauterkrankungen   89, 131
Heparin   50, 51, 53, 63, 64, 65,
    75, 164
Heparinisieren   64
Hepatitis   45, 66, 89, 117, 119,
    122, 144;
    B-Virus   121;
    chronisch aggressive   122;
    chronische   23, 120, 123;

Hepatitis A   117, 118, 119, 121;
Hepatitis B   117;
Hepatitis C   117, 118, 119;
Hepatitis D   117;
Hepatitis E   118;
Hepatitis F   118;
Hepatitis GB   118;
Transfusionshepatitis   121;
Übertragung   119
Hepatosen   98, 144
Herdinfektionen   115
Herget   70, 76, 82, 149
Herpes   23;
    genitalis   75;
    labiales   75
Herrwerth   84, 85
Hersteller   27, 30, 33, 36, 37, 38,
    39, 40, 41, 44, 60, 68, 69, 160
Herzinfarkt   56, 87, 109, 113,
    143, 153
Herzinsuffizienz   87
Herzleiden   90
Höhensonnengeruch   25
hormonale Störungen   89
HOT (Hämatogene Oxidations-
    therapie)   15, 62, 73
Hygiene   44
Hyperämie   93
hyperbare Ozontherapie   68, 69,
    122, 124, 139;
    bei Hepatitis   121
Hyperlipidämie   66, 144
Hyperthyreose   148
Hypertonie   109
Hypoglykämie   158
Hypokalzämie, durch Natriumcitrat
    64
Hypotonie   87
Hypoxie   56

Immunschwäche   63, 75
Infekte   16, 66, 72, 75, 144;
    banale   16;
    der oberen Luftwege   75
Infusionszeit   67, 152
Injektion: intraarterielle   77, 79,
    80, 155;
    intraartikuläre   71;
    intrafemorale   80;
    intrakutane   83;
    intramuskuläre   70, 84;
    intravenöse   20, 82, 84, 100,
    153, 155;
    schmerzhafte   153;
    subkutane   84, 112;
    Zugabe von Injektionsmitteln
    63
Instandhaltung   37
Insufflation, subkutane   84
intravasale Applikation   136
Iridocyclitis   75
Iritis   75
Ischämie   56

Jacobs, Maria Therese   149, 161

Kämper, H. Dr. med.   54, 98
Kämper, Siegfried   9, 11, 159, 161
Karozon   29, 30
Katalysator   44
KEBO   Siehe Eigenblutbehand-
    lung, Kleine
Kief   68, 79, 120, 122, 124, 161
Kolibazillose   95, 144
Kolitis   89
Kollagenosen   125
Kolonirritation   153

Konrad 121
Kontraindikationen 53, 94, 147
Kontrollen, sicherheitstechnische
69
Konzentrationen 16, 20, 23, 63,
71, 72, 76, 91, 94, 100, 136,
138, 140, 142 Siehe auch
Ozonkonzentration;
Bestimmung 32;
Einstellung am Gerät 27
Kopfschmerzen 86, 112;
vasomotorische 70
Koronarinsuffizienz 56, 90
Krampfadern 115, 116
Krebs 70, 76, 133, 145;
Prophylaxe 16, 135, 162
Krebs, E.T. 55

Laktatdehydrogenase 23
Latenzschmerz 110
Leber 51, 99, 117, 119, 126
Siehe auch Hepatitis; chronische
Erkrankungen 56, 119;
Enzyme 122;
Leberzirrhose 117, 145
Leistungssport 139
Leistungsstagnation 139
Leistungssteigerung 87
Lipoproteine 21
Locarno 15
Lungenembolie 115
Lungenemphysem 87
Lungenepithel, Schädigung durch
Ozon 13
Lymphstauungen 116

Magen-CA 104
Magnesium 56
Makulopathie 114

MAK-Wert (maximale Arbeitsplatz-
konzentration) 43
Marum, Martin von 13
Mattassi 83
Medizinprodukt 34, 36, 37, 39,
40, 41
Medizinprodukte-Betreiberverord-
nung 35, 69
Medizinproduktebuch 39, 41
Medizinproduktegesetz 33
Messgrößen 30
Migräne 70, 86
Mikrobiologische Therapie 100,
134, 145
Mikroorganismen, pathogene 21
Morbus Bechterew 125
Mykosen 22, 131, 145 Siehe
auch Darm-, Dermatomykosen
Myogelosen 84

NADP$^+$ 148, 164
NADPH 24, 148
Narben 142;
schmerzhaft eingezogene 93
Natriumcitrat 50, 51, 53, 63, 64,
65, 66, 80, 153;
tetanoide Reaktionen 64
Nekrosen 93, 110
Netzspannung 44
Neuralgie, nach Herpes zoster 70
Neuraltherapie, bei Rheuma 126
neurovegetative Dystonien 89
Nontoxic-irritant-Zone 19
Notfälle 65, 156

Obstipation 104, 145;
spastische 98

OLZO   105
Ösophagus-CA   104
osteoartikuläre Beschwerden   90
Osteochondrose   125
Osteomyelitis   75
Oxidationsmittel   13
Oxidationspotential   101
Ozon: Haltbarkeit   48;
   in der Chirurgie   131;
   Kennwerte   31;
   Molekulargewicht   31;
   Pharmakologie   18;
   Toleranzbreite   19;
   toxische Grenze   19;
   Zerfallsgeschwindigkeit   48
Ozonabsauger   94
Ozonallergie   154, 155
Ozonbegasung   91;
   der Extremitäten   90;
   der Hautoberfläche   84;
   Kontraindikationen   94;
   rektale   95;
   von Wunden   131
Ozon-Eigenblutbehandlung   Siehe
   Eigenblutbehandlung
Ozongerät, hyperbar   68
Ozongeruch   43
Ozonherstellung   25;
   stille Entladung   26
ozonisiertes Olivenöl   105;
   Herstellung   107;
   Zusammensetzung   106
ozonisiertes Wasser   101;
   Herstellung   104
Ozonkonzentration   20, 27, 29, 30,
   32, 43, 48, 70, 98, 103, 122, 124,
   140, 141, 142, 143, 144, 146
   Siehe auch Konzentrationen
Ozonmessung   30, 32

Ozonröhre   26, 27, 29
Ozonwirkung: abbauende   101;
   antianämische   89;
   bakterizide   21, 105;
   durchblutungsfördernde   16;
   entzündungshemmende   138;
   entzündungsregulierende   73;
   fungizide   21;
   immunmodulierende   98;
   keimtötende   101, 105;
   metabolische   23;
   oxidative   15;
   physiologische   23;
   regenerierende   89;
   schmerzstillende   88, 138;
   spasmolytische   88;
   splenische   89;
   sympathikomimetische   88;
   viruzide   21, 22, 123
Ozonzerfall, in Glasspritzen   48

Padua   15
Pangamsäure   55
Paoli   19
parenterale Anwendung   16
Parkinson-Krankheit   145
Parodontose   104
Payr, Prof.   15, 20, 95
Permanent-toxicity-region   20
Peroxidation   21
Peroxidbildung   18
Peroxidzahl   106
Personenschaden, durch Ozon-
   therapie   69
Pharmakologie   18
Phlebitis   115
Phlegmone   131
Poliovirus   21

Polyarthritis   75, 145
Polymyalgia rheumatica   75
Procain   77
Proktitis   98
Prostatabeschwerden   89
Prostatitis acuta   75
Protoplasmagift   16, 18
Psoriasis   75
Pyodermien   75

Quecksilber   13, 39

Raynaud-Krankheit   56, 85, 112
Reaktionsprodukte   22
Regelsberger jr., von   20
Reinfusionsgeschwindigkeit   67
rheumatische Erkrankungen   16,
    66, 90, 125, 145
Rhinitis pollinosa   75
Rokitansky, Dr. med.   110, 162
Royer   19
Ruheschmerz   110
Rust   19

Sauerstoff   13, 15, 16, 18, 20, 23,
    26, 29, 45, 57, 62, 65, 68, 89,
    99, 107, 108, 112, 120, 133,
    137, 161, 162;
    Aufnahme   55;
    Flaschen   47;
    Gewicht   31;
    Inhalation   57;
    Mangel   98;
    medizinischer   44;
    Metabolismus   18;
    Molekulargewicht   31;
    Versorgung mit   107;
    Verwertung   18, 58, 139

Sauerstoff-Mehrschritt-Therapie
    58, 161
Sauerwein   20
Schädelverletzungen   90
Schettler, Prof.   113
Schlafstörungen   86, 87
Schlaganfall   109
Schleimhäute   20, 74
Schmerz   138;
    Behandlung   71;
    chronisch   70;
    in den Beinen   109
Schmerzpunkte   84
Schockzustände, anaphylaktoide
    154
Schönbein, Prof.   13, 14
Schulter-Arm-Syndrom   70
Schweizer, Prof.   109
Schwimmbad-Entkeimungsanlagen
    101
Schwindel   63, 109, 112
Seeger   136
Senium   86
sicherheitstechnische Kontrollen
    38
Siemens, Werner von   13, 25
Sinusitis rezidivans   75
Soor   104
Spondylarthrose   125
Spondylitis   75
Stauungsödem, in den Beinen
    115
Stickoxide   16
Stoffwechsel   16
Stoffwechselstörungen   109, 120
Stomatitis   104
Strahlenschäden   132;
    der Haut   92
Sudeck-Syndrom   56, 127, 146

Temporary-toxicity-Zone   19
tetanoide Reaktionen   64
therapeutische Grenze   20
Thorp   19
Thrombophlebitis   115
Thrombose   115
Thrombozytopenie   54
Thyreotoxikose   148
Toxikologie   18
Traumen   86

Übelkeit   86
Überanstrengung   87
Ulkus   89, 131;
    Aderlass bei   83;
    Ulcus cruris   91, 93, 132, 146;
    Ulcus cruris varicosum   75;
    Ulcus duodeni   87
Ultraschalldiagnostik   77
Umstimmungstherapie   66
Unterdruckbegasung   92, 93, 132
Urethritis   75
Urtikaria   154
UV-Strahlen   15

Vakuumpumpe   68
Varikose   86, 112
Varizen   115, 116
VDE 0107   44
Venenerkrankungen   115;
    Thrombose   116
Verdauungstrakt   89
Vergesslichkeit   86
Verschlusskrankheit, arterielle
    109, 110
Viruserkrankungen   120

Vitamin E   23, 154
Vorkommnisse   36

Wadenkrämpfe   57
Wasseraufbereitung   15
Wehrli, Prof.   15, 62, 121
Werkmeister, H. Dr.   92
Windstosser   73, 121
Winiwater-Buerger-Krankheit   86
Wolff, A.   15, 17, 52, 62, 66, 114,
    121, 131
Wolff, H.   135, 162
Wolff-Parkinson-Withe-Syndrom
    149
WPW-Syndrom   149
Wunden   89, 91, 107, 131;
    der Haut   90;
    Heilung nach Zahnextration
    16, 132;
    Heilungsstörungen   75, 90, 95,
    132;
    Reinigung   16, 92, 104
Wundstarrkrampf   17

zahnärztliche Chirurgie   132
Zahnextraktion   104, 132
Zellkern   16
Zellulitis   91, 107
Zerebralsklerose   56, 63
Zervikalsyndrom   70
Zorraquin   20
Zubehör   44, 94
Zwischenfälle   63, 78, 82, 100,
    149, 151
Zystitis   89
Zytomegalie   23

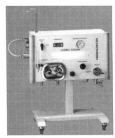
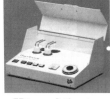
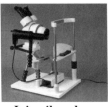
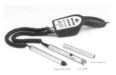
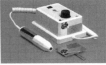